DAS ABC DER PAARBERATUNG

SABINE SCHÄFER & EDOUARD MARRY

DAS ABC DER PAARBERATUNG

TEIL 1

GRUNDLAGEN DER PAARBERATUNG

1. Ausgabe, Juni 2020

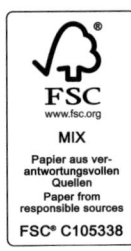

Bibliografische Information der Deutschen Nationalbibliothek:
Die Deutsche Nationalbibliothek verzeichnet diese Publikation
in der Deutschen Nationalbibliografie; detaillierte bibliografische
Daten sind im Internet über **https://portal.dnb.de/** abrufbar.

© 2020 Sabine Schäfer, Edouard Marry
Satz, Umschlaggestaltung, Herstellung und Verlag:
BoD – Books on Demand, Norderstedt

ISBN: 978-3-7519-4065-8

Inhalt

Vorwort

Wir wurden von den Teilnehmern verschiedener Ausbildungs-
kurse und Seminare gefragt, warum wir unser Lehrmaterial
nicht einfach in einem eigenen Buch zusammenfassen. Dann
bräuchten sie nicht so viel mitzuschreiben und könnten sich
auf die vermittelten Inhalte besser konzentrieren. Auch einige Patienten und Ratsuchende wollten gerne mehr erfahren
über die Arbeitsweise ihrer Therapeuten und auch über die
Dynamik ihrer Beziehung, nicht nur aus ihrer Selbsterfahrung,
sondern auch aus der fachlichen Perspektive.

Wir selbst waren zunächst ambivalent: Natürlich war für uns
der Gedanke verlockend, ein eigenes Buch in den Händen
zu halten, zumal nach 25 Jahren Zusammenarbeit als Ehepaar und Ehe- und Familienberater. Unsere eigene Ehe und
Familie entstanden in dieser Zusammenarbeit. Im Verlauf so
vieler gemeinsamer Jahre ist ein ganz eigener Stil entstanden,
der nicht so sauber zu platzieren ist in die bestehenden, z. T.
sehr unterschiedlichen Richtungen der Psychotherapie und
der Ehe-, Familien- und Lebensberatung.

Und nun ist es so weit; mit der Hilfe vieler, die uns mit ihren
Feedbacks, Anregungen und Korrekturen unterstützt haben.
Auch unsere Klienten haben letztlich den »Stoff« für dieses
Buch geliefert, indem sie uns in ihre intimsten Gedanken und
Gefühle haben blicken lassen. Wir taten dies mit wachsendem
Respekt vor dem verzweifelten Mut, mit dem sie ihre Liebe
retten wollten. Und es hat uns genauso wie sie gefreut, wenn
es gelang, und betrübt, wenn sie aufgeben mussten, was sta-
tistisch gesehen in etwa einem Drittel der Fälle geschieht.
Denn leider suchen Paare, die in gestörten Beziehungen le-
ben, sich oft zu spät professionelle Hilfe. Vielleicht kann die
Lektüre dieses Buches einige ermutigen, sich rechtzeitig zur
Paarberatung zu melden.

Unser Bemühen bei diesem Buch ist es, eine anschauliche Einführung in die theoretischen Grundlagen *unserer* Paarberatung zu geben, und zwar so verständlich wie möglich. In einem zweiten Band werden der Bezug zur Praxis hergestellt und unsere entsprechenden Techniken anhand von Grafiken dargestellt.

Dies mag Kolleginnen und Kollegen, sowie Councelling-Studenten und Ausbildungskandidaten der Ehe-, Familien- und Lebensberatung einen Informationsgewinn verschaffen. Es können aber auch Laien und Betroffene Einblick in diese Thematik bekommen und vielleicht sogar die Möglichkeit nutzen, eigenständig an ihrer eigenen Beziehung zu arbeiten.

Vielleicht kann die Lektüre dieser Bücher ein wenig dazu beitragen, den Therapieprozess bei Paaren zu verkürzen, indem die Betroffenen erfahren, *was* möglicherweise zur Zuspitzung der Krisen in ihrer Beziehung geführt hat, statt darüber zu streiten, *wer* daran schuld ist. Es wird – nach unserer Erfahrung – nämlich sehr viel wertvolle Zeit damit vergeudet, die Schuldfrage zu personifizieren, statt sie zu objektivieren.

Um die theoretischen Inhalte zu veranschaulichen, wurden Fallbeispiele aus der Praxis benutzt. Aus Gründen des Datenschutzes und der Schweigepflicht sind die soziographischen Daten natürlich geändert worden. Wir können nicht behaupten, dass jede Ähnlichkeit mit Personen, die den Lesern bekannt vorkommen, rein zufällig ist; denn die Beispiele sind ja typisch für bestimmte Problemgruppen. Diese sind so verbreitet, dass die aufkommende Vertrautheit beim Lesen kein Wunder ist. Alle Paare, die lange genug zusammenleben werden sich in irgendeinem Fall wiedererkennen. Und das ist durchaus beabsichtigt.

Wir möchten uns bedanken für die vielfältigen Formen der Unterstützung beim Verfassen dieses Buches, vor allem bei

Axel Schwarzberg für die rechtliche Beratung, sowie bei Léon Marry und Roland Schmutz für die technische Hilfe.

Berlin, den 11. Mai 2020

1 Einführung: Erwartungen an die Paarberatung

Wenn ein Paar es nicht geschafft hat, aus eigener Kraft und mit den eigenen Ressourcen seine Beziehungsprobleme zu lösen, und schließlich zur Paarberatung kommt, dann erwartet es natürlich, dass es hier und jetzt gelingen möge, die von ihnen nicht erkannten Motive der Krise zu ergründen und zu beeinflussen. Das Paar ist also grundsätzlich bereit, unbewusste Prozesse anzuerkennen. Dennoch dürfte es jedem einleuchten, dass allein schon der Versuch, unbewusste Abläufe, insbesondere mit unangenehmen Inhalten, in das Bewusstsein zu rücken, bei jedem Menschen einen Widerstand auslöst.

Außerdem ist der Widerstand besonders hoch, Deutungen und Erklärungen, die sich auf die eigene Beteiligung an den Problemen der Beziehung beziehen, zu akzeptieren. Das würde ja bedeuten, dass man die Waffe der Schuldzuweisung freiwillig aus der Hand legt oder sogar einen kritischen Blick auf sich selbst richtet. Und wer tut das schon gerne? Bei der Arbeit mit Paaren ist demnach mit einem Grundwiderstand zu rechnen, der höher ist als bei der Einzeltherapie, weil dort ein Individuum grundsätzlich bereit ist, seine eigene Störung zu behandeln, statt seine Partnerin oder seinen Partner in den Fokus der Kritik zu stellen.

Daher sind wir, als Berater meistens konfrontiert mit einer ambivalenten Beteiligung der Ratsuchenden bei der Ursachenforschung. Wir sind bemüht, von Anfang an die Regel der »Allparteilichkeit« zu beachten, die uns vorschreibt, beide Parteien anzunehmen und ausgewogen und gerecht zu unterstützen oder – bei Bedarf – zu konfrontieren, um bei keinem das Gefühl der Benachteiligung zu fördern. Dies ist besonders dann zu beachten, wenn rein »objektiv« einer der beiden sich »schuldig« gemacht hat, z. B. durch Ehebruch, »Temperamentsausbrüche« oder Gewaltanwendung. In diesem Fall neigen die Beteiligten dazu, sich in ein »Opfer« und einen »Täter« zu spalten, und versuchen, die Berater so zu manipulieren, dass sie diese Aufteilung stillschweigend übernehmen.

Das äußert sich schon in der Kommunikation: Wie redet ein Paar überhaupt miteinander und übereinander (wenn es überhaupt miteinander redet) über Bedürfnisse, Missverständnisse und Probleme? Wer übernimmt die Initiative zum Gespräch? Wer wird beschuldigt, wer verteidigt sich? Wie verläuft das Gespräch (ruhig und konstruktiv oder aggressiv und anklagend)? Was kommt dabei heraus (eine Front zwischen zwei Gegnern oder ein solidarisches Bemühen um Lösungen)?

Und weiter: Werden die simpelsten Regeln des Respekts in der Kommunikation eingehalten? Bringt das Gespräch das Paar einander näher, oder verstärkt es den Abstand? Wie fühlt sich die Beraterin oder der Berater dabei (muss er/sie schlichtend eingreifen, wie ein Schiedsrichter, oder kann er/sie sich auf die Analyse konzentrieren)?

Am Anfang steht meistens, jenseits aktueller Krisen und deren unbewussten Ursachen, die *Partnerwahl als solche* im Fokus der Untersuchung; die Frage also, warum diese zwei Menschen – trotz der Vielfalt der Wahlmöglichkeiten, die sie hatten –, sich für ein Zusammenleben mit gerade *diesem* Partner entschieden haben.

Die Charaktertypologie ist interessant, wenn man sich vergegenwärtigt, dass die Partnerwahl nie zufällig geschieht, sondern anhand einer Attraktivität, deren Hauptbestandteile unerkannt bleiben. »Die Liebe ist ein seltsames Spiel ...«, und die Partnerwahl noch mehr! Eheleute staunen nicht selten, wenn sie im Verlauf einer Eheberatung herausfinden, welche unbewussten Motive und Konflikte sie zusammengeführt haben. Im Englischen heißt sich verlieben »to fall in love«, in die Liebe fallen; das ist zwar boshaft, aber durchaus nachvollziehbar.

Aus dem Bereich der systemischen Analyse sind viele Beiträge für die Beratung wichtig, wie die systemische Delegation, d.h. die Zuweisung von Rollen innerhalb des Familiensystems. Aus dieser resultieren viele Störungen, die den Anschein haben, als seien sie individuell. Bei näherer Betrachtung erweisen sie sich als Folge eines bestimmten Zusammenspiels. Es gibt noch viele systemische Funktionen, die uns interessieren werden. Denn die Regeln eines Systems übertreffen oft die Motive der darin agierenden Individuen.

Des Weiteren interessieren uns aber auch die individuellen Konflikte der Beteiligten, die sich aus ihrer Kindheits- und Lebensgeschichte ergeben haben. Denn auch sie beeinflussen den Umgang des Paares mit bestimmten Themen und Schwierigkeiten. So wird uns auch die Neurosenlehre beschäftigen, zumindest deren Grundzüge.

2 Konkreter Ablauf einer Eheberatung

Wie jede andere Art von Beratung oder Therapie, zum Beispiel in der Medizin, fängt die Untersuchung mit der **Anamnese** an. Die Berater hören genau hin, was das Paar für Beschwerden hat, und sammeln Daten für die Anamnese, aus der sie eine vorläufige Arbeitshypothese oder Diagnose stellen können, um dann den Therapieplan bzw. den Beratungsplan zu erstellen. Also: Die Daten und Phänomene werden von den Klienten beschrieben, vom Berater oder der Beraterin geordnet, weiter hinterfragt und es wird nach einer Begründung der Störungen oder Schwierigkeiten gesucht (BEB = beschreiben, einordnen, begründen).

Was sich so leicht anhört, ist natürlich schwieriger als z. B. bei der medizinischen Anamnese; denn wir haben es hier nicht mit konkreten, organischen Funktionen und Funktionsstörungen zu tun, sondern mit abstrakten, nicht fassbaren Zuständen, Gedanken, Gefühlen und Werten, die schwer in Worte zu fassen sind. Manchmal lassen sie sich nur anhand von konkreten Beispielen darstellen.

Was soll ein Zuhörer aus der Klage entnehmen:»Wir streiten uns andauernd über nichtige Dinge ...?« Sofort kommt die Rückfrage:»Was sind für Sie `nichtige Dinge´?« Das kann für jeden Menschen etwas anderes sein. Bedeutung und Wichtigkeit werden von jedem Menschen anders bewertet. Was für den einen unwichtig ist, mag für einen anderen entscheidend sein für die Bewertung der Qualität der Beziehung. Oder wenn einer klagt:»Wir unternehmen *zu wenig* zusammen!« Was meint er/sie mit zu wenig? Wie viel wäre genug? Und um welche Unternehmungen geht es?

Hier ist man gezwungen, anhand von Beispielen aus dem Alltag das jeweilige Bewertungssystem des Klagenden – wie ein

Puzzle– zu rekonstruieren. Denn anders kann keiner verstehen, warum sich der eine über einen Zustand so sehr ärgert, während es den anderen offenbar kalt lässt. Eine Objektivierung ist sowieso nicht möglich. Denn es gibt einfach keinen Maßstab oder Normen für diese ganzen Themen, die in einer Beziehung für Ärger sorgen können!

Am schlimmsten ist es für den Paartherapeuten, wenn Klagende die Frage stellen:»Was meinen Sie dazu, sollte ich ...?« Hier versucht jemand, aus einem neutralen Berater einen Verbündeten gegen den anderen zu basteln, indem er oder sie – wohl ahnend, dass es keinen objektiven Maßstab für seine Klageinhalte gibt – versucht, wenigstens einen Konsens durch Mehrheitsvotum zu erzwingen. An dieser Stelle würden gute Freunde wohl entweder parteiisch werden, oder – wenn sie klug sind – sagen:»Ich halte mich da raus, macht ihr das unter einander aus!« Aber was soll der Eheberater sagen?

Eheberater sind keine Richter, keine Anwälte und keine Beichtväter, die Absolution erteilen oder Strafpredigten halten. Man könnte sie eher als analysierende Übersetzer beschreiben: Sie versuchen, Ursachen von Schwierigkeiten zu untersuchen oder ins Bewusstsein zu rücken, bringen diese zur Sprache und übersetzen dann dem Paar, was der jeweils andere – in seiner Erlebniswelt – für quälende Reaktionen durchmacht; dabei hoffend, dass noch genug Liebe und Mitgefühl da sind, um sich in das Leid des anderen hinein zu versetzen und um das eigene Verhalten so zu ändern, dass es den Partner nicht quält.

Wir sagten es schon: Die Beratung ist keine wirkliche»Beratung« im Sinne von:»Ich weiß, was für euch am besten ist ... Du musst dies tun, und du jenes, dann wird alles gut!« So etwas, selbst wenn es möglich wäre, brächte rein gar nichts an Veränderung, geschweige denn an Besserung. Diese Art von `Beratung´ haben viele Paare schon hinter sich, wenn

Sie zu uns kommen: Ihre Freunde und Familien haben sich an ihnen schon die Zähne ausgebissen, und manch eine Freundschaft ist zerschlagen worden beim Versuch, durch konkrete Handlungsanweisungen zu helfen.

Der Grund für dieses Scheitern ist, dass von der falschen Prämisse ausgegangen wird, dass der berühmt-berüchtigte Menschenverstand reiche, um emotionale Verstrickungen zu lösen. Das ist ebenso absurd, wie wenn man durch den Einbau neuer Fenster das Wetter verändern will.

Zwar stimmt es, dass »schlechte Gedanken auch schlechte Gefühle erzeugen«, aber genauso erzeugen umgekehrt die Gefühle entsprechende Gedanken. Der wahre Grund für Veränderungen ist die *bewusste Entscheidung* – bildlich gesprochen, das halbe Glas Wasser als halbvoll oder halbleer zu empfinden. Und diese Entscheidung erfolgt nach der *Bewusstwerdung* bisher nicht bewusster Motive und Determinanten unserer Wahrnehmung der Beziehung. Die *Erkenntnis bestimmt das Bewusstsein* und damit auch das Denken, Fühlen und Handeln. Wir Menschen konstruieren unsere »Realität« und unser Bild voneinander.

Schauen wir uns nun einige Paradigmenwechsel an, die sich aus der veränderten Perspektive in der Wahrnehmung und Deutung von alltäglichen Konflikten ergeben. Die Konflikte in der Partnerschaft sind unvermeidlich, aber ihre Be-Deutung ist veränderbar und diese Veränderungen geben der Fehlersuche eine ganz andere Richtung, die zu einer angemessenen Auflösung dieser Konflikte führen, wie Sie gleich sehen werden.

Das Ziel der Eheberatung ist es also, dem Paar beim Bewusstwerden der Ursachen und der Lösung ihrer Konflikte behilflich zu sein, gemäß dem Motto: »Besser als dem Durstigen Wasser zu schenken, ist es, ihm beizubringen, einen Brunnen zu bauen.« Manchmal braucht der Durstige aber auch sofort ein

Glas Wasser, ehe er sich an das Graben eines Brunnens heran-
machen kann. Das ist der Fall bei krisenhaften Zuspitzungen,
wie z. B. häuslicher Gewalt.

Im Prinzip ist der Ablauf einer Eheberatung überall ähnlich,
selbst wenn die Beratungsdienste sich in ihrer fachlichen Aus-
richtung unterscheiden. Man unterscheidet grundsätzlich drei
methodische Hauptrichtungen: tiefenpsychologische, systemische und verhaltenstherapeutische Ausrichtungen oder
»Schulen«. Trotz möglicher Unterschiede in der Technik haben
alle theoretischen Modelle im Prinzip das gleiche Ziel: dem
Paar bei der *aktiven* Lösung seiner Konflikte zu helfen.

Das Gelingen einer Eheberatung, wie auch jeder Therapie,
hängt sehr von der persönlichen Beziehung und dem Vertrauen ab, das zwischen Therapeuten und Klienten aufgebaut
werden kann. Wenn Klienten das Gefühl haben, dass diese
therapeutische Beziehung nicht stimmig ist, sollten sie lieber
woanders weitersuchen.

Das ist normalerweise für beide Seiten besser, als mit gewissen Bedenken anzufangen und später abbrechen zu müssen.
Eine übereilte Entscheidung wird vielleicht nicht schaden,
aber wenn dadurch die Beratung erfolglos bleibt, kann das
die Hoffnung der Klienten, überhaupt Hilfe zu finden, ent-
täuschen und sie demotivieren. Doch nun einige inhaltliche
Informationen zur Beratung.

Im Detail sind die allgemeinen Ziele der Paarberatung:

1. Ursachen und Störquellen der Beziehungsstörung
    ausfindig machen. (Dies hat nichts mit der Schuld-
    frage zu tun, die in der Eheberatung keine Rolle
    spielt, oder spielen sollte!)
2. Den aktuellen Anlass für die Beratung hinterfragen:
    Welche aktuellen Vorfälle gaben den Ausschlag für

eine Entscheidung zur Beratung? Z. B. Ehebruch, Geburt eines Kindes, Verlust des Arbeitsplatzes usw., und welche Stressfaktoren im Leben der Eheleute sind im Moment wirksam?

3. Typische Muster, insbesondere Streitmuster und Störquellen analysieren (gibt es wiederkehrende Muster in Streitsituationen?).

4. Übereinstimmungen und Unterschiede: Stimmen die Lebensziele beider überein? Überprüfung der Wertesysteme und Erwartungen.

5. War die Eheschließung eine freiwillige Liebesehe und gewollt, oder haben eher mehr rationale als emotionale Faktoren dominiert? War womöglich eine ungeplante Schwangerschaft das Motiv für die Ehe? Usw.

6. Individuelle und paardynamische Probleme in ihrem Zusammenspiel bewusst machen (das sich »Verhaken« in der Kommunikation oder sich zuspitzende Eskalationen, usw.).

7. Mögliche unbewusste Konflikte aus der individuellen Erziehung und Sozialisation sowie ihren Zusammenhang zu aktuellen Konflikten aufdecken.

8. Einübung der Wertschätzung in der Beziehung, wo sie eindeutig fehlt (Anerkennung, Respekt und Verständnis füreinander fördern).

Ein gemeinsames »Arbeitsbündnis« herstellen (Solidarität): Therapeutische Ziele gemeinsam festlegen, einen Therapieplan erstellen und umsetzen (Verhaltenskorrekturen, situative Passungsarbeit, bewusste Veränderung konkreter Lebensumstände, Verbesserung der Sexualität usw.). Prophylaktische Maßnahmen entwerfen (wie kann man Rückfälle verhindern, konfliktträchtige Situationen rechtzeitig voraussehen und Gegenmaßnahmen ergreifen usw.).

Und wenn nur eine Trennung als einzige Alternative sinnvoll erscheint, das Paar beim schmerzhaften Prozess begleiten.

Diese allgemeinen Ziele werden dann kombiniert mit den mitgebrachten Wünschen und Zielen der Klienten. Daraus ergeben sich Fragen nach den gemeinsamen Veränderungszielen: Was möchten sie selbst erreichen? Was haben Sie bisher dafür getan? Was sind sie bereit, dafür an Kraft und Zeit zu investieren? Reicht dieses Engagement für die gewählten Zielvorgaben? Welche Ressourcen bieten die Beziehung selbst, die weiter ausgebaut und genutzt werden können?

Hier lohnt es sich, auch darauf zu schauen, was bereits gut läuft in der Beziehung und was weiter ausgebaut werden kann.

Das Erstgespräch des Paares mit den Beraterinnen und Beratern kann strukturiert erfolgen (d. h. es können auch vorgefasste Fragen oder sogar Fragebögen für die Anamnese benutzt werden), es kann aber auch »frei flottierend« ablaufen, einfach dem Redefluss des Paares angepasst. Beide Techniken haben ihre Vor- und Nachteile. Beim strukturierten Gespräch werden Zielvorgaben eventuell schneller erkannt und können fokussiert werden; beim unstrukturierten Gespräch kann eine angemessene Zeit und Aufmerksamkeit den Gefühlen geschenkt werden.

Umgekehrt kann die Struktur auch das Paar überfordern, wenn es seine Probleme und Affekte noch nicht klar formulieren kann, und die fehlende Struktur kann das Gespräch chaotisch und zu emotional werden lassen. In diesem Fall kommt es nur zu einem lediglich befreienden Ausleben von Affekten (Katharsis), die weder Erkenntnisse noch einen anhaltenden Lerneffekt bringt.

Wir empfehlen eine Kombination: Nützlich ist es, als Berater/in eine im Hintergrund vorhandene Matrix für den zeitlichen und thematischen Ablauf zu haben, die am Anfang mit dem Paar umrissen wird. Dann können die aktuelle Befindlichkeit und die Gefühle einen gewissen, begrenzten Freiraum für ihre Entfaltung im Gespräch bekommen. Denn am Anfang geht es um die Erstellung einer fundierten Anamnese und Ätiologie (Beginn und Verlauf der Beziehungsstörungen).

Der folgende, von uns entworfene Fragebogen kann viel Zeit im Vorfeld der Beratung sparen, wenn das Paar sich bereit erklärt, ihn auszufüllen:

Allgemeine Fragen zur Anmeldung
1. Welche Schwierigkeiten und Probleme haben Sie als Paar?
2. Wie lange bestehen diese Schwierigkeiten schon?
3. Warum melden Sie sich gerade jetzt? Gab es einen Anlass?
4. Wer hat den Bedarf an Paartherapie erkannt und angemeldet?
5. Wie sind Sie auf unsere Praxis gekommen?
6. Wie lange sind Sie schon zusammen?
7. Warum haben Sie geheiratet?
8. Haben Sie Kinder? (Wie viele, wie alt?) Waren diese von beiden erwünscht?

Fragen zum aktuellen Zustand
9. Wenn wir davon ausgehen, dass Ihre Probleme von Ihnen beiden verursacht sind: Beschreiben Sie bitte *Ihren eigenen* Anteil.
10. Was sind Sie bereit, für die Verbesserung der Beziehung/Ehe zu tun?
11. Möchten Sie Ihre Beziehung/Ehe erhalten, oder denken Sie, eine Trennung wäre besser?
12. Wer ist noch an der Entstehung/Aufrechterhaltung Ihrer Schwierigkeiten beteiligt (z. B. Familie, Verwandte, Freunde, Kinder)?

Zukunftsvisionen
13. Was müsste geschehen, damit Ihre Partnerschaft besser gelingt?
14. Welche Veränderungen sind Sie bereit, an sich und Ihrem Verhalten vorzunehmen?
15. Welche Hilfe brauchen Sie dazu (von uns, von ihrem Partner oder anderen Personen)?
16. Was sollten wir noch unbedingt wissen, was hier nicht erfragt ist?

2.1 Erstgespräch und Anamnese

Die Bezeichnung »Erstgespräch« hat sich in der Paartherapie zwar eingebürgert, was aber nicht heißt, dass *ein* Gespräch ausreicht, um alle oben aufgeführten Daten zu erheben. Es kann sein, dass die ausführliche Klärung der Anliegen in mehreren Beratungsgesprächen von den Beratern aufgegriffen wird.

Im Prinzip werden im Erstgespräch die Items aus dem Fragebogen mit dem Paar erfragt und die Anamnese erstellt. Wir gehen nun die einzelnen Fragen ausführlich durch und werden dabei den Sinn dieser Befragung erklären.

2.1.1 Grund der Anmeldung und aktueller Anlass für die Beratung

Das Paar schildert nun, warum und wodurch es sich zu einer Paartherapie entschlossen hat. Wir fangen ganz einfach mit der Frage an, wer wann die Idee dazu bekommen und konkret zum Hörer gegriffen hat, um einen Termin zu vereinbaren. Man ist versucht, dem Initiator der Therapie die »Gesundheitsanteile« in der Beziehung zuzuschreiben, weil er oder sie aktiv gegen das Leid des Paares vorgegangen ist. Diese Person erscheint dann »proaktiv« oder progressiv, und es ist verführerisch für die Berater, mit dieser Person unbewusst ein »Gesundheitsbündnis« schließen zu wollen. Das mag anfangs auch befruchtend sein. Man sollte aber nie übersehen, dass die andere Person eventuell »im Auftrag des Paares« die Zweifel und die ambivalente Einstellung gegenüber der Beratung vertritt. Was heißt das?

Es kommt oft vor, dass derjenige, der auf die Beratung gedrängt bzw. das Paar zur Beratung angemeldet hat, sich zuständig fühlt für die Verbesserung der Beziehung. Er oder sie zieht daraus den Nutzen, sich als progressiv, vernünftig und bemüht zu empfinden und darzustellen. Der andere Partner wirkt dann unwillig, regressiv, zweifelnd am Erfolg der Maßnahme usw. Diese Schwarz-Weiß-Darstellung kann aber irreführend sein.

Der abgewertete Partner *repräsentiert* nur eine *Funktion*, nämlich die bei beiden vorhandene Ambivalenz oder Ablehnung auszudrücken. Der »progressive« Partner lässt ihn nur für sich agieren, mehr nicht. Dies ist besonders dann der Fall, wenn die sich progressiv und bemüht gebende Seite die andere Person zur Beratung überreden oder gar erpressen musste. In Wirklichkeit will auch der »Progressive« nicht wirklich das Gleichgewicht verändern, was ihn womöglich in eine ungünstigere Position brächte.

Schon an dieser Stelle kann das gemeinsame Arbeitsbündnis der Beratung misslingen, weil die zugewiesenen und eingespielten Delegationen der Paardynamik übernommen und sozusagen »zementiert« statt aufgeweicht werden. Der »Symptomträger« wird in eine Ecke getrieben, von der sie/er schon *innerhalb* der Zweierbeziehung nicht erlöst werden konnte, und er bleibt fixiert in seinem negativen Image.

Befindet sich einer der Partner in der *Sündenbockposition*, dann kann die Zusammenarbeit in der Eheberatung niemals gelingen, wenn er dort verbleibt. Sollte sich jemand in die Rolle des passiven, schuldigen Partners gedrängt fühlen, dann muss dies in der Beratung frühzeitig angesprochen und korrigiert werden. Denn *beide* müssen mitarbeiten, und das heißt, auch ihre Beiträge zur Therapie der Beziehung einbringen und diese vom Therapeuten anerkannt bekommen.

2.1.2 Veränderungsziele und Setting

Die Frage »Was will das Paar erreichen?« kann man am besten anstoßen mit der parallelen Frage: »Was wäre anders in Ihrer Beziehung, wenn die Therapie perfekt abliefe?« So kann das Paar zunächst einmal eine befriedigende oder Glück verheißende Vision der gemeinsamen Beziehung entwerfen. Diese Wunschvorstellungen dürfen einfach frei formuliert werden, selbst wenn wir danach erkennen, dass einige nicht erreichbar sind. Trotzdem werden so auch nicht bewusste Erwartungen an die Partnerschaft aufgedeckt und es kann überprüft werden, welche realistisch sind und welche – zumindest zum gegebenen Zeitpunkt – bewusst aufgegeben werden müssen. So können wir auch prüfen, ob die Visionen beider Eheleute übereinstimmen. Welche Unterschiede gibt es gegebenenfalls und sind die Unterschiede vereinbar?

In manchen Fällen ergeben sich eklatante Unterschiede, die nicht oder nicht so zu lösen sind. Ein einfaches Beispiel für kaum vereinbare Ziele wäre, wenn der eine die Trennung will, der andere an der Ehe festhält. Dann haben wir das Problem der *Inkongruenz* (fehlende Übereinstimmung) und *Ambivalenz* zu lösen. Ambivalenz meint hier, dass beide stellvertretend eine Position übernehmen, da dies scheinbar einfacher und klarer ist, als innere Zerrissenheit auszuhalten. Hier müssen Kompromisse gefunden werden, damit die Paarberatung überhaupt eine angemessene Zeit ohne Störungen laufen kann. Dies kann z. B. eine Vereinbarung sein, für eine bestimmte Anzahl von Sitzungen keine Entscheidung für oder gegen die Fortsetzung der Ehe zu treffen.

Auch kann ein »Modus Vivendi«, also eine vorläufige Übereinkunft über den Umgang miteinander, während der Dauer der Paartherapie vereinbart werden, um die Eskalation der Kommunikation oder die Zuspitzung von Konflikten zu verhindern. Dies hilft immerhin die aktuelle Situation zu entschärfen.

Besonders, wenn Kinder am Konflikt leiden, können schnelle Übereinkünfte die Kinder entlasten und deren seelische Not lindern.

Auch andere Differenzen können die Realisierung der individuellen Ziele unmöglich machen. Zum Beispiel, wenn der Ehemann in eine andere Stadt ziehen möchte, weil für ihn dort die Arbeitsbedingungen besser wären, die Ehefrau dagegen ihre bestehende Arbeitsstelle und das soziale Umfeld dafür nicht opfern möchte.

Wenn zumindest ein gewisser Konsens über die gemeinsamen Ziele erreicht werden konnte, können wir eine erste Prognose für die Dauer und die Frequenz der Beratung versuchen (zum Beispiel wöchentlich oder 14-tägig). Dies ist eine vage Prognose, die sehr abhängig ist von der Erfahrung der Therapeuten.

Es bietet sich an, ca. alle 5 Sitzungen die erreichten Veränderungen und auch das Setting zu überprüfen. Auch das Paar braucht eine Planungssicherheit und kann sich nicht auf eine endlose »Beratung« einlassen. Dies gehört genauso zum Setting wie die Frage, ob ein männlicher Therapeut, eine weibliche Therapeutin oder das Therapeutenpaar gemeinsam den Fall übernehmen sollen. Das ist nicht nur eine Kostenfrage, sondern auch eine Entscheidung für die »Chemie« zwischen Therapeuten und Paar.

Sehr wichtig ist auch die Klärung des individuellen Gesprächsbedarfs: wenn einer der beiden Partner zwischen den Sitzungen ein Einzelgespräch bei einem der Therapeuten haben möchte. Oder ein Partner sagt ab und der andere möchte allein kommen. Wie soll man da verfahren? Ein Einzelgespräch kann zwar sehr hilfreich sein, um Informationen zu erhalten, die in der Paarsitzung nicht möglich wären, aber es kann beim abwesenden Partner Misstrauen erzeugen. Dieser kann zum Beispiel befürchten, dass in seiner Abwesenheit das Gleichgewicht der Sympathie beeinflusst wird oder Geheimnisse verraten werden, die er oder sie nicht preisgeben möchte. Es entsteht bei ängstlichen oder paranoiden Individuen manchmal sogar die Befürchtung, dass hinter ihrem Rücken eine »konspirative Verbindung« gegen sie geschmiedet wird.

Daher muss beim Wunsch nach individuellen Gesprächen deren Notwendigkeit und Nutzen sehr genau geprüft werden. Es muss dem anderen Partner dasselbe Angebot gemacht werden, auch ein Einzelgespräch zu bekommen. Auf dieses Gleichgewicht von Zuwendung und Aufmerksamkeit ist sehr zu achten, sonst entgleitet die Beratung. Genauso wichtig ist es unserer Meinung nach, dass der Therapeut nie zum Geheimnisträger eines der beiden Ehepartner werden darf. Das bedeutet die Inhalte des Einzelgespräches müssen in die Paarberatung eingebracht werden. Auch dies ist vor einem Einzelgespräch mit beiden zu klären.

Dies alles sind wichtige Fragen, die zwar das Setting betreffen, aber auch deutlich machen, wie fragil und zerbrechlich, gerade am Anfang, die Situation ist. Das Paar kennt die Therapeuten und deren Arbeitsstil noch nicht richtig und muss ihnen sowieso sehr viel Vertrauen entgegenbringen. Daher sollte dieser Vertrauensvorschuss nicht überstrapaziert werden.

Prinzipiell können und dürfen alle Beteiligten nach dem »Erstgespräch« noch einmal entscheiden, ob sie überhaupt weiter miteinander arbeiten wollen. Das Paar überprüft seine Gefühle gegenüber den Therapeuten: Fühlen beide sich angenommen und verstanden? Oder gibt es Bedenken, die jetzt schon besprochen werden müssen? Und die Therapeuten müssen sich auch fragen, ob sie sich für die dargestellte Problematik kompetent fühlen und genug Empathie empfinden, um auch die kommenden Belastungen dieses Falles zu tragen.

In der Regel empfehlen wir eine Bedenkzeit. Aber es kommt auch vor, dass die Entscheidung eindeutig ist und gleich gefällt werden kann. Ab da gilt eine gewisse Verpflichtung zur zuverlässigen Zusammenarbeit. Dazu gehört es, Termine einzuhalten bzw. rechtzeitig abzusagen, pünktlich zu beginnen, eine Verschwiegenheit zu wahren und weitere Regeln zu beachten, die zum Kontrakt gehören.

Abgekürzt lautet diese Initialphase der Therapie: KONTAKT, KONTRAST, KONTRAKT. Kontrast bezieht sich hier auf die Bearbeitung der Unterschiede, die, wie anfangs beschrieben, geklärt werden müssen, bis eine gemeinsame Zielsetzung formuliert worden ist.

2.1.3 Motivation und Ressourcen prüfen

Hier geht es vor allem um die Frage was motiviert das Paar zur Therapie, und was ist das Paar bereit, zu investieren? Dabei spielt das Geld meistens die kleinere Rolle. Die Kosten in freien Praxen sind tragbar, in kommunalen und subsidiären Beratungsstellen (z. B. Caritas oder Diakonie) ist die Beratung kostenlos. Es geht bei der *Motivation* vielmehr um das Ausmaß der inneren Beteiligung und des emotionalen Einsatzes. Kann und will das Paar überhaupt noch konstruktiv mit seinen Konflikten umgehen? Oder soll in der Beratung nur der häusliche Streit fortgeführt werden, in der Hoffnung, dass ein vermeintlicher Richter endlich ein Urteil fällt?

Jedes Paar, und sei es noch so tief in der Krise, bringt wertvolle Ressourcen mit sich, die genutzt werden können, auch wenn sie durch die verloren gegangene Solidarität verschleiert sind. Allein der Umstand, dass sie es zumindest in den ersten Jahren ihrer Beziehung geschafft haben, zusammen glücklich zu sein, deutet doch darauf hin, dass sie die Fähigkeiten dazu haben.

Sie waren auch in der Lage die Anfänge der Krise in einem erträglichen Rahmen zu halten, sodass ihre Beziehung – oft jahrelang – gut funktioniert hat. Vielleicht haben sie sogar eine Familie gründen können, mit gut geratenen Kindern, oder haben ein Geschäft gemeinsam aufgebaut, ein gewisses Vermögen angesammelt usw. Was auch immer an Erfolg erreicht wurde, beweist, dass sie ein starkes Team sein können, *wenn sie es wollen*; sie sind nicht immer so hilflos und destruktiv gewesen, wie sie sich gerade jetzt fühlen.

Genau diese verschütteten Fähigkeiten müssen ins Bewusstsein gerückt und für die Auflösung der vorhandenen Schwierigkeiten mobilisiert werden. Denn jede Therapie kann nicht ohne die Selbstheilungskräfte des Patienten erfolgreich sein. Letztendlich heilt uns, auch in der Medizin, nicht ein Medikament, sondern das eigene Immunsystem, das wieder in die Lage versetzt wird, sich beispielsweise gegen schädliche Mikroorganismen zu wehren. Genau diese Selbstheilungskräfte bilden ein großes Reservoir, aus dem das Paar in der gemeinsamen Therapie Kraft und Zuversicht schöpfen kann.

So ist es richtig, in der Beratung genau diese Ressourcen zu erfragen und zu benennen, um damit arbeiten zu können. Wenn sich aber herausstellt, dass das Paar nur aus inneren oder äußeren Zwängen zusammenlebt, dann muss auch diese bittere Wahrheit erkannt werden.

Die 5 »W's« im Erstgespräch:
Das bisher Beschriebene lässt sich gut in unseren sogenannten »5 W's« im Erstgespräch zusammenfassen und bietet so eine schnelle Checkliste der Anamnese:

- **W**as ist los?
- **W**ann fingen die Beschwerden/Probleme an?
- **W**arum kommen Sie gerade jetzt zur Beratung?
- **W**as ist Ihr Ziel, und wie haben Sie bisher versucht, es zu erreichen?
- **W**as sind Sie bereit, zu tun, um dieses Ziel zu erreichen?

Natürlich sind diese Punkte auch in einer Einzelberatung gut zu erfragen.

2.1.4 Rekonstruktion der Krise

Wir gehen nun zu den Anfängen der Paarbildung: Wie hat sich das Paar kennengelernt? Die genauen Umstände sind wichtig, der Ort, das Umfeld; wer hat die Initiative ergriffen, was waren die Anziehungskräfte (Attraktoren)? Gab es schon beim Kennenlernen erste Bedenken, sich auf diese Beziehung einzulassen? War es »Liebe auf den ersten Blick?« Wann und warum beschloss das Paar, zu heiraten oder zusammenzuziehen? Wer ergriff die Initiative dazu?

Wann fing die Beziehung an, sich zu verschlechtern bzw. zu verändern? Was waren die Anlässe oder äußeren Faktoren und Stressoren? Welche Gegenmaßnahmen wurden ergriffen? Wie erklärt sich das Paar selbst diese jetzigen Eskalationen?

Wenn ein Paar zur Beratung kommt, hat es sicherlich eine mehr oder weniger lange Zeit versucht, sich selbst zu helfen.

Es hat die Beziehung immerhin nicht sofort aufgegeben. Diese Beharrlichkeit ist auch das Ergebnis einer positiven Phase in der Beziehung, in der beide gespürt hatten, wie viel sie einander bedeuten und was sie einander geben können.

Durch ihre Streitigkeiten mögen sie vergessen oder verdrängt haben, wie schön der gemeinsame Anfang für beide war. Indem sie sich daran erinnern, können sie wieder ein Stück des verloren gegangenen Paradieses vor sich sehen. Vielleicht ermutigt sie das dazu, nicht nur die »schlechten Seiten« dieser Beziehung im Blick zu haben.

Die bewusste Rückbesinnung auf die Anfangssituation enthält aber auch schon viele Hinweise auf mögliche konflikthafte Entwicklungen, die durch die rosarote Brille herausgefiltert und verleugnet worden sind und später zugespitzt zurückkehrten.

Welche sind das? Und warum wurden sie damals entweder nicht erlebt oder für so geringfügig gehalten, dass sie als mögliche Gefahr nicht bedacht wurden? Warum haben diese anfänglichen Dissonanzen inzwischen eine solche Heftigkeit und Bedeutung erlangt, dass man sie für nicht tragbar hält? All dies sind wichtige Fragen, auch um die Ressourcen des Paares zu mobilisieren und seine Motivation zu unterstützen.

So können auch Streitmuster erkennbar werden, die jenseits der Inhalte die Kommunikation stören.

Durch die Rekonstruktion der Krise können deren Ursachen aufgedeckt werden. Erst durch das Erkennen der Ursachen sind konkrete, für das Paar passende Veränderungen möglich. Die Rekonstruktion sollte möglichst an konkreten Beispielen erfolgen. So kann es z. B. hilfreich sein, den letzten aktuellen Streit genau durchzugehen, um herauszufinden, welche Bedeutung für den Einzelnen dahintersteckte. Hier kommen wir sehr schnell zu individuellen Grundannahmen, bei denen auch die Herkunftsfamilie eine große Rolle spielt. Näheres im nächsten Kapitel.

2.1.5 Die individuellen Anamnesen

Der individuelle Lebenslauf beider wird bei Bedarf von uns anhand von Genogrammen, die zeitlich bis zu drei Generationen oder sogar mehr zurückreichen können, chronologisch erstellt. Berichte und Bilder aus der Zeit können betrachtet und analysiert werden.

Die frühesten Erinnerungen beider werden erfragt. Welche Werte, Glaubenssätze und Tabus gab es in den jeweiligen Familien. Wie waren z. B. das Selbstverständnis und die Rollenverteilung von Mann und Frau, wie ging man (in den Ursprungsfamilien) mit den Wünschen, Bedürfnissen und Problemen der Kinder (und heute Erwachsenen) um, usw.?

Die Therapeuten müssen sich die folgenden Fragen stellen: Welche mitgebrachten, individuellen Konflikte (von uns als Mitgift bezeichnet) sind ein »Nährstoff« für Paarkonflikte und sollen analysiert werden? Welche festen, sich wiederholenden Muster sind erkennbar? Welche *Reinszenierungen* (d. h. welche Konflikte aus der Familiengeschichte) wiederholen sich? Welche Ähnlichkeiten zwischen der gemeinsamen Geschichte des Paares gibt es in Bezug auf die einflussnehmenden Familienmodelle beider (sog. »Skripts«)?

Die konkreten Situationen im erlebten Alltag sind das vom Paar berichtete, eigentliche »Material«. Und diese geben uns die nötigen Hinweise, welche Aspekte der individuellen Anamnese untersucht werden sollten. Wir benutzen nur die für das Verständnis der akuten Krise nötigen Daten.

Während wir an der Rekonstruktion der Krise arbeiten versuchen wir, dem Paar einige Prämissen der Analyse psychoedukativ zu vermitteln. Am wichtigsten ist dabei die Subjektivität der Wahrnehmung. Diese wird von »innen« genauso beeinflusst, wie von außen. Und die Beeinflussung der Außenwelt durch die Innenwelt (Projektion von innen nach außen) ist genauso entscheidend, wie umgekehrt die Beeinflussung der Innenwelt durch die Außenwelt (Internalisierung).

Etwas verständlicher ausgedrückt: Was wir in unserem Inneren erleben, beeinflusst unsere Befindlichkeit. Das ganze Denken und Fühlen sind durch seine persönliche Genese bestimmt. Dies wiederum hat Auswirkungen auf unsere Wahrnehmung und Reaktionen auf die Außenwelt, somit auch auf diejenigen unseres Partners.

Es entsteht also ein interaktiver Kreislauf: Jede innere Korrektur wirkt sich auf das Verhalten aus. Diese Korrektur verändert die innere Befindlichkeit, die Sichtweise auf die Beziehung und unsere Reaktion auf ihre Probleme. Wir sehen, erleben und bewerten unsere Beziehungen aus diesen wechselnden Perspektiven. Daher erscheint uns der Partner oder die Beziehung mal begehrenswert, mal abstoßend.

Beispielsweise kann durch eine bestimmte, alltägliche Situation das dahinterliegende Bild, dass wir uns von unserem Partner und von der Beziehung zu ihm aufgebaut haben, verändert werden. Angenommen, der Mann kommt nach Hause und will seiner Frau über den Kopf streichen und sie küssen. Sie deutet dies als herablassende Geste, so als würde er einen Hund begrüßen. Vielleicht will er sogar nur schnell mit ihr Sex haben und meint so, sie einzustimmen.

Hier hat die Frau ein festgefügtes Bild vom Verhalten ihres Mannes. Anhand dieses Bildes und der inzwischen gemachten »Erfahrungen« deutet sie sein Verhalten. Wenn sie von ihren

»Vorurteilen« nicht abrücken kann, wird jeder Besserungsversuch der Beziehung scheitern. Nur wenn wir uns dessen bewusst bleiben, sind Veränderungen des »Partnerporträts« (und unserer Reaktionen auf ihn) möglich.

Diese Arbeit auf der kognitiven Ebene der Erlebens- und Verhaltenskorrektur ist nicht zu unterschätzen, auch wenn sie ihre Grenzen hat. Nämlich dann, wenn das Verhalten durch unbewusste Konflikte gesteuert wird und zunächst keine nachvollziehbare Logik aufweist. Dann erscheint das »Feindbild« vom Partner als nicht korrigierbar.

Bleiben die Erfolge aus, dann muss sozusagen tiefer gegraben werden, hin zur systemischen und tiefenpsychologischen Analyse. Wir werden später anhand von Beispielen die Arbeit auf den unterschiedlichen Ebenen des Bewusstseins darstellen und erklären.

Jedenfalls öffnen die aus der Anamnese gewonnenen Erkenntnisse den Weg zu ersten Veränderungen. Wenn das Paar beginnt, seine Konflikte zu analysieren, erkennt es allmählich, welche Mächte am Werk sind. Aber diese neue Betrachtungsweise ist oft so ungewohnt und fremd, dass sich die Situation zunächst künstlich und gekünstelt anfühlt. Daher sind Besserungen zunächst labil und Rückfälle bleiben nicht aus. Enttäuschungen sind hier normal, das Vertraute ist immer stärker als das Neue. Auf diese Realität sollten die Berater präventiv hinweisen, um dem Paar Frustrationen zu ersparen.

Erst die Einübung und Wiederholung einer neuen, angemessenen Reaktion auf dieselben symptomatischen Auslöser kann eine neue, angenehmere Vertrautheit erzeugen, die die Ausbildung neuer Automatismen ermöglicht. Dazu wird Zeit und Disziplin benötigt.

Noch erscheint es anfangs, als würde etwas Intimes fehlen und ein Loch sich zwischen dem Paar auftun. Dieses muss jetzt mit angenehmen, gesunden Inhalten neu gefüllt werden, wie z. B. gemeinsame Unternehmungen, damit die alten, vertrauten Verhaltensweisen quasi überschrieben werden.

So wie beispielsweise ein Raucher – nach einigen Tagen – staunt, dass er ohne Nikotin weiterlebt, so wundert sich ein Streitpaar nicht schlecht, wenn es einige Wochen ohne Streit leben kann. Anstatt Spannung aus dem Streit zu beziehen, beginnt das Paar, die Beziehung neu und befriedigend zu gestalten; es erlebt aufgrund gemeinsamer Aktivitäten und positiver Erlebnisse die Beziehung selbst als befriedigend. Idealerweise kann so der Zeitpunkt für das Ende der Beratung kommen.

2.1.6 Korrektur von Misserfolgen und Sicherung von Erfolgen

Bevor eine Beratung beendet wird, fragen wir das Paar: Was ist in der Zeit zwischen den Therapiesitzungen gut gelaufen, was nicht; und warum hat dies funktioniert, jenes nicht? Müssen wir das Therapieprogramm ändern und anpassen? Oder müssen wir – im negativen Fall – das unerwünschte Verhalten, ohne uns entmutigen zu lassen, als »therapieresistent« einstufen und akzeptieren lernen? Lässt sich die Beziehung trotzdem weiterführen und der Mangel kompensieren? Diese Rückschau soll positive Ergebnisse bewusst machen und sichern.

In diesem Zusammenhang taucht eine grundsätzliche Frage auf: Welche Veränderungen müssen unbedingt erfolgen, damit die Beziehung weiterleben kann, welche sind weniger vital und können, kaum verändert, toleriert werden? (Z. B. kann es für die Ehefrau von vitalem Interesse sein, dass ihr

Mann treu bleibt, es ihr aber weniger wichtig ist, dass er mehr Verantwortung im Haushalt übernimmt.)

Die konkreten Veränderungen auf der Verhaltensebene sind letztlich die Indikatoren für eine »Heilung« der Beziehung. Bleiben sie aus, dann wird, mit veränderter Technik, weitergearbeitet, bis ein befriedigendes Ergebnis spürbar wird. Wenn dies nicht eintritt, dann kann ein Wechsel der Methoden oder der Therapeuten bedacht werden. Erst am Ende aller Bemühungen steht die Alternative einer Trennung (zeitlich begrenzt, oder dauerhaft) zur Debatte.

2.1.7 Beendigung der Beratung und prophylaktische Maßnahmen gegen Rückfälle

Wenn sich Besserungen in der Beziehung etabliert haben, dann *muss die Therapie beendet werden!* So banal dies klingen mag, manchmal will keiner das Ende der Beratung wahrhaben. »Doch nicht jetzt, wo es anfängt, Spaß zu machen« und weitere Verbesserungen möglich erscheinen!? Natürlich können neue Erwartungen immer wieder generiert werden, um das Ende der Therapie zu verschieben.

Im Hintergrund dieses Widerstands lauert die Befürchtung, ohne Begleitung der Therapeuten wieder rückfällig zu werden. **Der Widerstand, der anfangs gegen die Therapie existierte, scheint sich umzuwandeln in einen Widerstand gegen ihre Beendigung.** Auch die Therapeuten selbst müssen hier auf der Hut sein, dass sie nicht – aus der unvermeidlich entstehenden Zuneigung zu ihren Klienten – gefangen bleiben in der elterlichen Gegenübertragung.

Letztendlich ist ein **Hauptziel jeder guten Therapie, sie überflüssig zu machen.** Und hier erleben wir oft eklatante Rückfälle, die sich häufen, je näher das anvisierte Ende kommt. Es ist so, als ob das Paar »dem Frieden nicht traut« und Angst hat, eventuell allein nicht klarzukommen. Diese Ängste müssen offen ausgesprochen und überwunden werden.

Man kann z. B. die Ferienzeit nutzen, um eine längere Pause zu vereinbaren, damit die Erfahrung gewonnen wird, dass die Besserungen nicht so fragil und eingebildet sind wie befürchtet. Auch die Vereinbarung eines katamnestischen Gesprächs, nach 3 bis 6 Monaten, kann diese Angst mindern und den Erfolg stabilisieren; den genauen Abstand sollten die Klienten selbst bestimmen.

Bei Bedarf können sie sich wieder zur Beratung anmelden.

Das war, in groben Zügen und im Schnelldurchlauf, der konkrete Ablauf einer gelingenden Beratung bzw. Therapie. Vielleicht noch einmal an dieser Stelle eine Begriffsdefinition von Beratung und Therapie. Die Begriffe werden oft gleichlautend benutzt, als wenn sie dasselbe meinen.

Die Übergänge sind tatsächlich fließend. Allerdings wird der Begriff Therapie von der ursprünglichen Zielsetzung her benutzt für den Vorgang der Heilung von Krankheiten. Dementsprechend könnte der Begriff Beratung dort benutzt werden, wo zeitlich verhältnismäßig kürzere Eingriffe in die Funktion der Beziehung erfolgen. Beratung geht von vornherein vom Verständnis der Krise als Funktionsstörung statt als Krankheit aus.

Damit ist gemeint, dass die einzelnen Ehepartner soweit gesund sein müssen, dass sie noch im Besitz der Kontrolle über ihre Handlungsweise sind. Es müssen also eine gewisse Willenskraft und Selbstkompetenz existieren, die eine *Selbststeuerung* ermöglicht.

Ist dies nicht gegeben und sind sie vollends von ihren neurotischen Störungen dominiert, dann sollte eine Beratung –

von vornherein – nicht begonnen werden. In diesem Fall ist tatsächlich die Indikation für die Therapie eines Partners oder zwei parallel verlaufende laufende Therapien der Individuen gegeben. Denn das Scheitern einer Beratung wegen seelischer Überforderung der Ratsuchenden löst prinzipielle Zweifel gegen jegliche Therapie aus. Daher ist schon beim Erstgespräch eine klare Indikationsstellung wichtig! Ist diese Bedingung schon gegeben, kann eine begleitende Paarberatung stattfinden.

Wenn wir den oben skizzierten Ablauf der Beratungsarbeit betrachten, dann wird eines klar: Dies alles zu schaffen, braucht Zeit! Man sollte mit mindestens 10 bis 40 Sitzungen rechnen, je nach Schweregrad der Problematik und Lernbereitschaft des Paares. Der Aufwand einer Eheberatung ist auf jeden Fall lohnend, wenn man bedenkt, was eine Trennung bzw. Scheidung für eine emotionale und wirtschaftliche Belastung mit sich bringen.

Selbst wenn es sich herausstellt, dass die Beziehung nicht zu retten ist, kann die Beratung helfen, mit dem Gefühl auseinanderzugehen, nichts unversucht gelassen zu haben. Das erleichtert meistens die Einigung bei der Scheidung. Es besteht bei vielen Paarberatern außerdem die Möglichkeit, aus der Paarberatung eine sogenannte Mediation zu machen. In dieser werden Trennungsvereinbarungen ausgearbeitet, die eine rechtliche Auseinandersetzung vereinfachen und damit auch hohe Kosten bei einer Scheidung ersparen.

Aber wir wollen diese Möglichkeit jetzt noch nicht in Betracht ziehen. Wir haben gerade angefangen, uns inhaltlich mit der Eheberatung und deren Arbeitsweise zu beschäftigen.

3 Die fünf Ebenen der Analyse von Paarkonflikten (das Schichtenmodell)

Die Analyse von Paarkonflikten geschieht auf mehreren Ebenen. Zu allererst haben wir meistens eine gestörte KOMMUNIKATION zu behandeln. Das versteht sich von selbst. Denn Paare, die ungelöste Konflikte in ihrer Beziehung über eine längere Zeit hatten, richten ihre Aggressionen gegeneinander und können daher nicht mehr »vernünftig« miteinander reden. Jedes Gespräch gleicht einem Spaziergang auf einem Minenfeld! Die Minen können jederzeit explodieren, besonders wenn eine oder beide Personen gestresst sind.

Da genügt schon ein falsches Wort, oder der Zeitpunkt stimmt nicht, und schon dreht sich das Ehekriegs-Karussell. Daher arbeitet die Paartherapie als Erstes an der Verbesserung der Kommunikation. Dies ist eine Ebene, die der rationalen Analyse zugänglich ist, etwa bei einem kybernetischen Modell oder einem Algorithmus, wie ihn PC-Programme benutzen. Ist der programmierte Ablauf fehlerhaft, dann stürzt der PC immer wieder ab und es erscheint ein »Blue Screen«. Eine nicht funktionierende Kommunikation kann sogar so gravierend sein, dass schon ihretwegen die Ehe scheitert.

Die zweite Ebene, die rationale ANALYSE, betrifft die »unter den Teppich gekehrten« Probleme, die sich manchmal jahrelang angesammelt haben. Das Paar hat eine gemeinsame Geschichte. Und diese Geschichte besteht aus angenehmen, aber auch unangenehmen Erlebnissen: Fehltritte, Kränkungen und andere Negativismen. Sie ergeben sich aus problematischen *Mustern und Regeln*, die das System, und darum handelt es sich bei Ehe und Familie, ausgebildet und chronifiziert hat.

Zwar gibt es – wie gesagt – auch eine helle Sammlung schöner Erlebnisse, aber diese werden ignoriert, da sie sozusagen als »*normal*« bewertet werden. Was eigentlich schade ist. Aber so ist der Mensch! Wir werden später untersuchen, warum.

Die dritte Ebene betrifft die GEFÜHLE, ihre Polaritäten und Ambivalenzen. Sie befasst sich mit einem Bereich unseres Seelenlebens, der schwer kontrollierbar ist, weil er nicht unbedingt der Vernunft unterworfen und von dieser kaum zu kontrollieren ist.

Die vierte ist die des SYSTEMS. Diese Ebene behandelt die Gemeinsamkeiten bzw. *Unterschiede* in den *Interessen*, *im Wertesystem* und in der *Wahrnehmung* und deren **Bewertung**. Jeder lebt schließlich in seiner Welt, auch wenn es eine, nennen wir sie **konsensuelle Realität**, gibt. Das heißt, eine Realität, die objektivierbar ist, weil die meisten Menschen in einer Gruppe, Gesellschaft oder Kultur sich in groben Zügen einig sind, wie die Außenwelt zu sehen und zu deuten ist.

Aber wir dürfen nie vergessen, dass diese konsensuelle Realität nicht unbedingt objektiviert werden kann. Mit anderen Worten: **Jeder hat das Recht auf seine eigene Realität**, und genau dies wird oft in der Ehe nur für die eigene Wahrnehmung akzeptiert, dem Partner wird dann dieses Recht nicht zugestanden. Auch das schauen wir uns später genauer an.

Die fünfte – und vielleicht schwierigste – Ebene der Analyse betrifft die individuelle Vergangenheit **und ihre Auswirkungen auf die Gegenwart**. Klar ist, dass jedes Individuum in einer Beziehung vor der Begegnung mit dem anderen zu dem geworden ist, was er oder sie heute ist. Diese individuelle Geschichte wirkt sich entscheidend auf die Gegenwart aus, insbesondere auf die Partnerwahl und Gestaltung der ehelichen Gemeinschaft. Wir bezeichnen sie hier als die Ebene der NEUROTISCHEN STÖRUNGEN.

Der Volksmund sagt zum Beispiel:»Was Hänschen nicht lernt, lernt Hans nimmermehr!« Oder auch:»Der Apfel fällt nicht weit vom Stamm.« Diese und viele andere Sprüche lassen ahnen, dass die **Prägung durch die Familie** und andere Bezugspersonen in der Kindheit das Verhalten, Denken und Fühlen des heutigen Erwachsenen zweifellos beeinflusst.

Daher muss sich die Eheberatung auch mit der Tiefenpsychologie und ihren Basistheorien aus der *Psychoanalyse* befassen. Sie muss diese Einflüsse beider Ursprungsfamilien bewusst und, wenn möglich, beeinflussbar machen, sofern sie das heutige Glück der Eheleute bedrohen.

Diese fünf Ebenen werden in der Theorie chronologisch dargestellt, in der Praxis geschieht dies nicht so geordnet. In jeder Beratungsstunde können die Ebenen mehrmals behandelt werden, je nachdem, was hilfreicher ist bzw. vom Paar zum Thema gemacht wird.

3.1 Die Ebene der Kommunikation – und drei Absurditäten, die sie erschweren

Diese Ebene betrachten wir immer zuerst, denn hier können schon manche Ehekrisen bearbeitet und ohne weiteren Aufwand aufgelöst werden. Außerdem ermöglicht die Kommunikation den Zugang zu den tieferen Schichten. Um ein Bild für die Wirkung dieser Arbeit zu gebrauchen: Stellen Sie sich einen Holztransport in Kanada vor, wo die gefällten Baumstämme auf Flüssen transportiert werden. Manchmal gibt es einen Stau, dann liegen einige Stämme quer und behindern den Ablauf. Es gibt spezielle Arbeiter, die über die Stämme hüpfen und mit Stangen die hemmenden Stämme geradestoßen. Dann kann der Transport weiterfließen.

So ähnlich verhält es sich mit der sprachlichen Kommunikation. Missverständnisse und Kränkungen behindern den Fluss der Kommunikation. Diese Hemmnisse müssen erst beseitigt werden, damit ein Gespräch über Probleme überhaupt erst möglich wird. Die Sprache ist nicht nur eine Errungenschaft der Zivilisation, sie ist das einzige Medium, mit dem wir uns logisch verständigen können. Also ist sie so fundamental wie unsere fünf Sinne. Nicht miteinander sprechen zu können ist so schlimm, wie nichts riechen oder nicht sehen zu können. Hier heißt es: Schweigen ist Silber, reden ist Gold!

Es ist doch bemerkenswert, dass selbst der attraktivste Mensch an Bewunderung gewinnt oder verliert, wenn er/sie anfängt zu reden. Das gute Aussehen reicht nicht aus, um beispielsweise die Grobheit oder Plattheit einer Sprachbotschaft auszugleichen. Miteinander reden zu können wird in einer Beziehung zur immer wichtiger werdenden Attraktion; umgekehrt ist das Fehlen einer gelingenden Kommunikation oftmals ein Grund für Entfremdung und Trennung.

Fangen wir also mit diesem Thema an, indem wir feststellen: Kommuniziert wird immer, ob bewusst, sprachlich, oder unbewusst mimisch, schweigend oder über die Körperhaltung! Ein berühmter Wissenschaftler der Kommunikationstheorie, Paul Watzlawick, fasste dies in dem Satz zusammen:»Man kann nicht *nicht* kommunizieren!«

Auch wenn der Ehemann glaubt, durch Schweigen seine Ehefrau beruhigen zu können, oder wenn eine Ehefrau glaubt, ihr Mann werde aufhören, zu schimpfen, wenn sie ihm keine Widerworte bietet und ruhig in der Ecke sitzt ... beides hilft nicht. Auch wer sich nicht mitteilen will, teilt dies letztendlich mit, indem er sich nicht mitteilt. Das klingt absurd, ist aber so.

Diese scheinbar harmlosen Unstimmigkeiten in der Kommunikation führen zu Unstimmigkeiten im Verhalten, weil nun aneinander vorbei gedacht und gefühlt wird. Mit der Zeit entstehen komplexe Missverständnisse, die nie ausgeräumt werden. Die bekannte Anekdote, wonach ein altes Ehepaar erst nach Jahrzehnten aufdeckt, dass beide einander zuliebe jeweils den Teil vom Brötchen gegessen haben, den sie eigentlich nicht mochten, macht es deutlich.

Immer, wenn Menschen längere Zeit in großer Nähe miteinander leben, entstehen Missverständnisse und Probleme. Warum? Weil nicht geredet wird. Und kann man etwas dagegen tun? Ja, man kann: durch reden. Es ist eher absurd, durch Schweigen Probleme lösen zu wollen. Das ist aber nicht die einzige Absurdität; wir wollen uns jetzt mit etwas Humor bewaffnen und uns einige offensichtliche Absurditäten des Lebens als Paar näher ansehen.

Zur ERSTEN ABSURDITÄT: Jeder Mensch unterscheidet sich von anderen Menschen, hat andere Ansichten, eigene Vorlieben und Abneigungen, das weiß auch jeder. Aber schon nach relativ kurzer Zeit versucht jeder, seinem Lebenspartner *Gleichheit* abzuverlangen. Es ist so, als hätte jeder Ehepartner mit der Eheschließung das Recht erworben, aus dem anderen Menschen ein gleichförmiges Abbild seiner Person zu erschaffen. Vom Verhalten her ist es jedenfalls so; auch wenn man mit dem Verstand genau weiß, dass dies nicht möglich ist. Übereinstimmung *und Harmonie werden mit Gleichheit verwechselt!*

»Warum bist du nicht so, wie ich?«, wäre die ungeschminkte Frage, die Partner manchmal einander stellen möchten. Aber das wäre ja zu absurd. Also fragen sie lieber: »Warum räumst du die Pfanne in diesen Schrank und nicht dahin, wo ich es dir gesagt habe?« Oder: »Wieso hast du keine Lust auf Sex?« Oder: »Was heißt, Du willst Sonntag nicht meine Mutter besuchen?«

Es sind Scheinfragen. Denn die Antwort wäre jedes Mal:»Weil ich das nicht will«, oder:» Weil ich nicht so bin, wie du!«. Aber darf das denn sein? Wenn zwei Menschen sich lieben und sogar geheiratet haben, sind sie dann nicht»ein Herz und eine Seele?« Ist das nicht der Anfang vom Ende, wenn sie nicht dasselbe lieben, hassen, wollen, können? Wo kommen wir hin, wenn wir so verschieden sind? Das führt doch zur Trennung! Ganz im Gegenteil: Wenn Paare den Unterschied nicht ertragen, dann führt das zur Trennung. Wir sagen unseren Paaren immer:»Wer kleine Trennungen nicht aushält, der muss mit einer großen Trennung rechnen!«

Unterschiedliche Menschen haben nun mal unterschiedliche Bedürfnisse! Aber dieses banale Wissen scheint im Alltag des Zusammenlebens gar nicht präsent zu sein. Harmonie wird wohl daran gemessen, wie viel Gemeinsamkeiten es zwischen zwei Menschen gibt. Und das mag ja sogar angehen, aber was ist mit den Unterschieden? Müssen beide sie als Störungen deklarieren und ausmerzen?

Und obwohl jeder weiß, dass dies unmöglich ist, wird es ständig versucht: Jeder versucht erst einmal, den anderen nach seinem Ebenbild zu gestalten. Als wäre das die Garantie für Glück und Frieden. Wie langweilig das Zusammenleben wäre, wenn man mit seinem Spiegelbild leben würde, bedenkt wohl keiner!

Wir hatten einmal eine neue Anmeldung, bei der eine Ehefrau am Telefon verzweifelt einen schnellen Termin ausmachen wollte mit den Worten:»Seit über zwanzig Jahren versuche ich schon, meinen Mann zu ändern! Aber es gelingt mir nicht!« Ich wollte schon antworten:»Und? Wie lange wollen Sie es noch versuchen?« Natürlich habe ich es mir verkniffen. Als ich meiner Ehefrau (und Kollegin) das kopfschüttelnd erzählte, meinte sie lachend:»Nun lästere nicht so! Das hätte ich auch sagen können!«

Und sie hat recht, das hätte auch ich sein können, der dies beklagte; denn auch wir »Fachleute« sind nicht davor gefeit, uns über Unterschiede zu ärgern. »Warum überholst du nicht diesen lahmen Fahrer vor uns? Meinst du wirklich, dass es Einbrecher abschreckt, wenn du die ganze Nacht das Licht im Flur anlässt?«, und so weiter und so fort! Prüfen Sie es doch bei sich selbst, oder bei Paaren, die Sie beraten: Wie oft stellen Sie einander diese Frage: »Warum bist *du* nicht *ich*?«

Die ZWEITE ABSURDITÄT ist die Illusion, einander gut zu kennen. Das schnell gesagte »Ich kenn dich doch!« ist aber meistens nicht wirklich wohlwollend gemeint. Es geht eher in die Richtung: »Was du jetzt sagst, ist Nonsense, denn ich weiß genau, was du meinst. Und du versuchst nur, alles zu beschönigen, zu vertuschen, zu leugnen ...« Mit anderen Worten: »Ich weiß es besser!«

Wie sollen Menschen auf Dauer einen solchen »Besserwisser meines wahren Wesens« jahrelang neben sich ertragen können? Wann fängt einer an, sich zu wehren? Soll der andere oder soll ich mich ändern? Oder gibt man auf und wird allmählich so, wie der/die andere mich beschreibt? Soll man Zuschreibungen bekämpfen, oder sich »um des lieben Friedens willen« fügen? Auf diese Fragen würden manche wohl dies, andere jenes raten. Es gibt aber noch eine Möglichkeit: *Man kann dieses Dilemma zur Sprache bringen, zum Thema machen.*

Dagegen spricht aber die DRITTE ABSURDITÄT: Über Probleme reden bringt nichts! »Was nützt das viele Reden? Entweder man versteht sich, oder man versteht sich nicht«. Das ist eine vorherrschende Meinung, und böse Zungen behaupten, sie sei besonders bei Männern verbreitet. Andere böse Zungen behaupten: »Frauen wollen nur meckern, und wenn man sie erst anfangen lässt, hören sie nie wieder auf«! Also geht man lieber solchen Gesprächen aus dem Weg.

Die Statistik behauptet, dass deutsche Ehepaare am Tag maximal zehn Minuten miteinander reden. Und dann auch meistens über Alltagsangelegenheiten oder praktische Aufgaben.

Vor der Ehe haben diese Paare sicherlich viel mehr miteinander geredet. Wo ist dieser Drang geblieben? Menschen teilen sich doch gerne mit. Kann es nicht sein, dass die Partner das Gespräch vermissen? Und kann es nicht auch sein, dass sie Probleme haben, *damit* sie miteinander reden? Verstehen Sie die Absurdität? Man redet nicht mehr viel miteinander, außer wenn Probleme da sind. Man hat gemeinsame Probleme, weil man miteinander reden will, aber man hat ein Problem, miteinander zu reden ...

Ein wenig stimmt es schon: Es sind meistens die Männer, die nicht über Probleme reden wollen. Aber neigen Frauen nicht tatsächlich dazu, dauernd über Probleme zu reden? Ein Patient meinte einmal lakonisch dazu:»Frauen glauben, dass der Mann sich ändern wird; er ändert sich aber nicht. Und Männer glauben, dass Frauen sich nicht ändern; sie ändern sich aber doch!«

Wir werden über diese merkwürdigen Eigenheiten (oder Vorurteile?) an anderer Stelle sinnieren.

An dieser Stelle wollen wir darauf hinweisen, dass es durchaus Paare gibt, die die Statistik sprengen und sehr viel miteinander reden: über Erlebnisse, darüber, was gemeinsame Bekannte machen oder nicht machen, welchem Freund was passiert ist und und und. Aber eben nicht über die eigene Beziehung und wie es ihnen in dieser geht! Dieses Thema wird ausgeklammert. Und so gibt es beziehungsbezogen eben auch hier eine Sprachlosigkeit.

3.2. Die Ebene der Rationalen Analyse

Die Analyse von Paarproblemen auf der Ebene der rationalen Analyse ist relativ überschaubar: URSACHE UND WIRKUNG sind für jedermann gut und klar erkennbar und lassen sich manchmal relativ einfach beeinflussen. Drei weit verbreitete Ursachen von Konflikten möchten wir gleich zu Anfang ansprechen. Bitte haben Sie keine Angst vor den dabei benutzten Fremdwörtern; am Ende des Kapitels werden Sie alles verstanden haben.

Die erste Ursache befasst sich mit der **Subjektivierung objektiver Belastungen**. Die zweite betrifft das **idealisierte Referenzmodell** bei der Beurteilung des Ehepartners. Die dritte ist die **fehlende Vorausschau oder Prophylaxe**.

Damit diese Begriffe anschaulicher werden, wählen wir das folgende Beispiel aus einer aktuell laufenden Eheberatung:

Ein Paar mittleren Alters hat gerade die Bauphase eines Eigenheims hinter sich gebracht und beschließt, mit den drei Kindern in den wohlverdienten Urlaub zu fahren. Als Urlaubsort werden die Schweizer Alpen gewählt. Die wunderschöne Landschaft des Engadins im Prospekt suggeriert Ruhe und Abgeschiedenheit. Das Paar stellt sich vor, dass man dort sehr gut wandern und sich erholen kann, und bucht zwei Wochen auf einem Bauernhof, der in ein kleines Hotel umgebaut worden ist.

Dort gibt es Tiere, gesunde Luft und wunderbares Bio-Essen, vom Feld frisch auf den Tisch. Sie wollen mit dem Auto fahren, damit sie dort Ausflüge machen können und beweglich sind. Sie freuen sich sehr auf den Urlaub, weil sie sich von den Strapazen des Hausbaus erholen möchten.

Das hört sich doch alles sehr vernünftig und wohl überlegt an. Ergebnis der ganzen Aktion ist aber, dass sie schon dort ange-

fangen haben, sich darüber zu streiten, wer was mit den Kindern macht. Das älteste Mädchen ist sieben Jahre alt, dann sind noch die Zwillinge da, viereinhalb Jahre alt und sehr verschieden in ihren Essgewohnheiten.

Sie sind noch dabei, die Welt zu erobern, und richtige, kleine »Befehlsverweigerer«, wollen alles untersuchen, wie die Melkmaschine funktioniert bis hin zum Traktor, auf dem sie fahren wollen. Echte Jungs eben! Es muss also dauernd jemand hinterher flitzen und dafür sorgen, dass sie kein Unheil anstellen. Das ist ein 16 Stunden-Job für den Papa.

Die ältere Tochter dagegen ist in diesem Jahr eingeschult worden und liest sehr gerne eine bestimmte Sportzeitschrift, weil sie sich für Frauenfußball interessiert. Wobei der Mutter die ganze Zeit über interessante Artikel aus dieser Zeitschrift vorgelesen werden. Kurzum: Die Erholung kann man vergessen! Im Gegenteil, die Kinder hatten zu Hause ihre Schule bzw. den Kindergarten. Hier sind sie den ganzen Tag um die Eltern herum und beschäftigen diese in einem Ausmaß, das kaum auszuhalten ist für sie. Logisch, dass eine laute und gereizte Stimmung herrscht.

Hinzu kommt, dass die Unterkunft einiges zu wünschen übrig lässt: Der ehemalige Bauernhof hat gewisse unangenehme Gerüche aus den Stallungen überall behalten, was die Ehefrau abstößt. Es gibt sehr viele Fliegen und anderes Getier, auch die Mücken laben sich an den Touristen. Die Betreiber sind sehr freundlich und bemüht, aber das Essen ist manchmal nicht kindgerecht; sprich: Es gibt keine Pizza und kein Döner, nur manchmal Spaghetti. Ansonsten viel frisches Gemüse und Fleisch aus eigenen Schlachtungen, das heißt recht üppig, gehaltvoll und eben anders als in Berlin.

Die Kinder sind »nölig« und greifen lieber zu Chips und anderer Plastiknahrung, müssen ständig erklärt bekommen, warum Gemüse gesünder ist und dass es eben nichts anderes hier gibt.

Das wollen sie nicht einsehen, wollen zurück nach Hause oder irgendwo anders lieber Urlaub machen. »Alles doof hier!«

Die vorher entworfene Idylle entpuppt sich nun als frustrierende Realität. Die Eltern fangen an, zuerst beiläufig, dann immer heftiger, jeweils dem eigenen Partner die Schuld für das Misslingen des Urlaubs zu geben und so die Verantwortung dafür zu delegieren. Da andere Familien um sie herum offenbar viel besser klarkämen als sie, betrachten sie sich gegenseitig sehr kritisch und stellen zum Schluss ihre ganze Beziehung infrage.

Kaum zu Hause angekommen, will die Ehefrau und Mutter möglichst schnell die Koffer auspacken und die sich angesammelte Wäsche gleich in die Maschine tun, damit sie »chillen« kann. Der Ehemann dagegen ist von der langen Fahrt und der Lautstärke der Kinder auf den Rücksitzen ausgelaugt und möchte erst mal kurz schlafen. Daraufhin platzt ihr der Kragen und er bekommt ihren angesammelten Frust entgegen geschleudert.

Da er zu erschöpft ist, um zu streiten, zieht er sich in sein Zimmer zurück und malt sich ein anderes Leben aus, mit einer anderen Frau, an einem anderen Ort und vielleicht auch ohne Kinder. Aber für seine Tagträumereien ist kaum Zeit, denn die Ehefrau platzt irgendwann in sein Zimmer herein und fordert ihn auf zu einer Aussprache. Er bekommt daraufhin einen Asthmaanfall und der Notarzt muss kommen.

Dieser verschreibt ihm Ruhe, sodass er jetzt die Legitimation hat, die ihm vorher fehlte. Die Frau ist über die Heftigkeit seiner körperlichen Reaktion erschrocken, lenkt ein, versucht, fürsorglich zu sein. Gleichzeitig ist sie enttäuscht und sauer über seine »Schwäche« und verliert noch mehr den Respekt vor ihm. Nun entstehen ein unheilvolles Schweigen und eine Art respektvoller Umgang, der diese Ehe langsam in eine WG verwandelt.

Jeder wird wohl beim berichteten Konflikt dieses Paares die rationalen Gründe nachvollziehen können. So eine Zuspitzung hätte jedem passieren können; es gibt eigentlich gar keinen Grund, deswegen eine Paarberatung aufzusuchen. Das Paar könnte – wenn beide nachträglich vernünftig miteinander reden würden – selbst auf die Fehlerursache kommen und einen Streit vermeiden. Dass dies nicht gelingt, hat hier die drei oben erwähnten Ursachen, die exemplarisch für andere Fälle stehen. Daher lohnt es sich, sie zu untersuchen.

Schauen wir uns nun auf der Ebene der rationalen Analyse die Stolpersteine unseres Paares aus dem oberen Beispiel an:

3.2.1 Die Subjektivierung objektiver Belastungen

Am Beispiel dieses oben erwähnten Paares können wir erkennen, dass die **Situation** der Familie in diesem Urlaub das Problem ist, nicht die **Personen**. Wir sehen doch, dass im Prinzip alle sich normal verhalten: Die Kinder sind gesund und altersgemäß, die Eltern bemüht um Harmonie und voller Wohlwollen füreinander und die Gastgeber tun ihr Bestes, um diese Familie glücklich zu machen. Dennoch geht alles schief, was schiefgehen kann. Wieso denn bloß?

Was wir gleich erkennen können ist, dass die **Ausgangssituation** dieser Familie belastend war: Jeder der ein Haus gebaut hat, kann ein Lied davon singen, was für eine nervliche Belastung ein solches Unterfangen ist! Von der Planung bis zur Ausführung vergeht meistens die doppelte veranschlagte Zeit, es entstehen fast doppelt so viele Kosten, wie vorher berechnet.

Sie sehen jetzt schon: Eheprobleme können aus objektiven Tatbeständen entstehen, für die kaum jemand zur Verantwortung gezogen werden kann. Sie sind sehr oft das Ergebnis von »normalen« Lebensumständen. Warum kommt aber eine Familie mit derselben Belastung besser klar, während eine andere unter der Last der Stressoren zusammenbricht?

Bei unserem Beispiel haben wir das Paar in der Beratungssituation erlebt: Schon allein die Berichterstattung war voll gespickt mit Vorwürfen gegeneinander. Die Wahl des Urlaubsorts und die Reiseplanung hatte der Ehemann übernommen. Das wirft ihm nun die Frau vor. Denn er hätte wissen müssen, dass dies eine Fehlentscheidung sei. Er rechtfertigt sich damit, dass er sie ja einbezogen hatte in seine Planung und sie damals ihr O. K. dazu gegeben hatte, ja, sogar begeistert gewesen war.

Sie bestreitet dies und behauptet, er habe sie ab und zu gefragt, während sie gerade die Wäsche zusammenlegte oder mit dem Kochen des Mittagessens beschäftigt war, was sie von der Idee eines Urlaubs auf dem Bauernhof hielte. Entschieden gewesen wäre aber noch nichts, als er die Buchung vornahm.

Und so geht es weiter: In jeder Episode, die wir versuchen, zu analysieren, entsteht so eine Art Wettbewerb um die Unschuld, und der schwarze Peter wird hin und her geschoben. Keiner lässt dem anderen genug Zeit, seine Perspektive darzustellen. Und wenn es einem gelingt, dies trotzdem zu tun, dann folgen sofort die Vorwürfe des anderen. Dieser kämpferische Stil, der sich schon beim Hausbau entwickelt hatte und wahrscheinlich noch weiter zurückreicht, verunmöglicht jeden Lösungsversuch.

Nicht nur der Stil der Kommunikation ist schuld am Scheitern der Fehleranalyse, sondern auch der Wille, in keinem Fall verantwortlich, ja schuldig zu sein daran, dass vieles so schiefgelaufen war. Das Paar sucht nicht nach objektiven Faktoren, sondern nach dem vermeintlichen, subjektiv als wahr empfundenen Fehlverhalten des anderen.

Anders gesagt: Das Paar berücksichtigt nicht die objektiven Belastungsfaktoren, sondern es bleibt fixiert auf die persönliche Ebene, konzentriert sich also auf das sogenannte *Versagen* des anderen. Das Bemühen jedes Einzelnen, mit der belastenden Situation irgendwie fertig zu werden, wird nicht gewürdigt, stattdessen werden die »Fehler« hervorgehoben.

Dabei hat jeder von ihnen sein Bestes gegeben und alles getan, was ihr oder ihm möglich war, um den anderen glücklich zu machen. Der Mann war fast die ganze Zeit gefahren, die Frau hatte versucht, auf der Reise die Kinder gut zu beschäftigen, damit sie den Fahrer nicht ablenkten, usw. Sie haben beide sehr viel Geduld mit den Kindern gehabt. Das alles sehen sie aber nicht. Warum?

Offensichtlich ist schon auf der Ebene der Kommunikation und der Logik das Verhältnis der beiden gestört. Sie haben es sich angewöhnt, bei Problemen die Schuldfrage zu personifizieren, statt die Probleme zu identifizieren und somit zu objektivieren. Des Weiteren erwarten sie zu viel voneinander und von der Beziehung.

Durch die Subjektivierung der objektiven Belastungen nehmen die beiden sich eine wichtige Chance, gemeinsam ihre Probleme zu lösen. Zumal das auf dieser offensichtlich logisch gut erkennbaren Ebene relativ einfach wäre. Hier ist es also hilfreich, die objektiv bestehenden Belastungen des Paares beziehungsweise der Familie einmal anzuschauen und aufzuzählen und so den Blick weg von dem angeblichen Fehlverhalten zu lenken.

Nach und nach können so auch die Ressourcen des Paares (Jobsharing bei den Autofahrten usw.) in den Mittelpunkt geraten. Dies ermöglicht eine wohlwollende Atmosphäre, die die positiv unterstützenden Eigenschaften beider beleuchtet.

3.2.2 Die Idealisierung des Referenzmodells

Warum sind manche Paare so »ungnädig« zu einander? Welchen idealen Partner, sozusagen als *Referenzmodell*, haben die Individuen in einer Beziehung vor Augen, wenn sie ihren Partner oder Partnerin (insbesondere in Streitsituationen) beurteilen oder bewerten?

Welcher Traummann oder welche Traumfrau lassen die reale Person, mit der jemand verheiratet ist, lächerlich, dumm, unzuverlässig, hässlich oder sonst wie ungeeignet erscheinen? Wen wählt man als »Messlatte«, als Referenz? Und wo kommt diese Idealfigur her? Wie ist sie bei jedem der beiden Eheleute entstanden? Gibt es sie überhaupt in der Realität, oder ist sie nur eine Art »Positivbild« des Negativbildes des real existierenden Partners? Und vor allem: Wie wirkt sich das aus auf die real existierende Beziehung?

Sie sehen, es geht um die Differenz zwischen Wunschbild und Realität in der Partnerschaft; um deren Entstehungsgeschichte und die Geschichte der Ent-Täuschung der Partner im Laufe des Zusammenlebens.

Diese heimliche oder unbewusste Messlatte nennen wir das *Referenzmodell*. Dieses ist immer vorhanden, wenn Menschen sich begegnen. Es dient der Einordnung und dem Abschätzen des anderen in vertrauten Kategorien und Meinungen, die wir im Verlauf unseres Lebens über andere Menschen bilden.

Wir benutzen dieses Referenzmodell normalerweise, um fremde Menschen schnell und provisorisch zu beurteilen, bis wir sie näher kennenlernen. Wenn Menschen uns vertraut werden, scheint aber die Strenge der Beurteilung zuzunehmen. Unsere Erwartungen steigern sich – mit der Zeit.

Wir können feststellen: Die gegenseitige Unzufriedenheit mit dem Ehepartner entspricht ziemlich genau der Unzufriedenheit beider mit ihrem Selbstbild. Denn so, wie sie einander beurteilen, so urteilen sie auch über sich selbst: mit strenger Unbarmherzigkeit. Es scheint so, als dürften sie prinzipiell keine Fehler haben oder machen, sonst verletzen sie ihr Selbstwertgefühl. Und wenn das Selbstwertgefühl so verletzbar ist, woher kommt das? Die eigene Potenz und Kompetenz sind ja nicht erst in der Ehe infrage gestellt worden. Das muss doch viel früher passiert sein.

Hier deutet sich schon an, dass eine Hauptursache für das Misslingen einer engen Beziehung die UNBEWUSSTE IDEA-LISIERUNG ist. Bei Erwachsenen ist sie in der Honeymoon-Phase des Kennenlernens besonders ausgeprägt. Sie dient einerseits der Aufwertung des Selbstbildes und tut der Beziehung gut. Ohne diese Idealisierung können die»Schmetterlinge im Bauch« nicht flattern, wenn das Paar frisch verliebt ist. Insofern ist die Idealisierung nützlich. Ihre Genese ist sehr früh angelegt. Freud vermutete ihre Genese schon im Säuglingsalter, wenn der Primärnarzismus sich entfaltet.

Dieser primäre Narzissmus entsteht in der symbiotischen Phase der Mutter–Kind-Beziehung. Er dient der Sicherung der Beziehung, also der Entstehung einer Bindung. Und diese Bindung gibt dem Neugeborenen Sicherheit und der Mutter Kraft für die anstrengende Zeit, die ihr bevorsteht. Bei der späteren Darstellung der psychoanalytischen Theorie werden diese Phasen eingehend erläutert.

Hier genügt es, festzustellen, dass im Laufe der Jahre Veränderungen und Anpassungen an die Realität der Beziehung dazu kommen. So entsteht ein individuelles Bild, wie der perfekte Partner und auch die perfekte Beziehung und Familie aussehen. Erst mit der Zeit passt sich dieses innere Bild der Realität an, und zwar anhand der in der Beziehung gemachten Erfahrungen.

Dieser Prozess ist meistens nicht einmal bewusst, denn dann wäre er ja auch überprüfbar. Genau darum kann es in der Paarberatung gehen: die inneren Referenzmodelle quasi auf den Tisch zu legen und zu überprüfen, beziehungsweise mit der Realität abzugleichen. Hier zeigt sich oft, dass die Partner durchaus um die jeweiligen Vorzüge des anderen wissen und die an den Tag gelegte strenge Beurteilung auch für sich selbst gar nicht wollen und richtig finden.

Um die früh entstandenen Idealisierungen aufzudecken, gibt es verschiedene Zugänge, sei es durch Berichte über die eigenen Herkunftsfamilien und deren Rollenbilder von Mann und Frau oder über andere Familienmythen. Die eigenen Wertvorstellungen spielen auch eine Rolle bei der Idealisierung und sollten besprochen werden, um deren Einflüsse zu rekonstruieren. Auch in diesem Punkt kann die Genogrammarbeit hilfreich sein, die bestimmte Familienideale und andere Wunschvorstellungen ans Tageslicht bringt.

Deutlich wird bei dieser Arbeit, dass, während am Anfang die Schönheit des anderen Menschen in all ihren Facetten uns dazu verführt, alles Negative auszublenden, im Verlauf der Zeit das Gegenteil geschieht. Wenn wir uns nicht vorsehen, sehen wir nur noch das Negative, und das Positive verblasst mit der Zeit immer mehr. Denn unser Urteil wird immer strenger, je öfter wir uns über den anderen ärgern oder von ihm enttäuscht werden. Daher sind die Aufdeckung und der Umgang mit der Idealisierung des Referenzmodelles so wichtig.

Der Vorteil ist, dass so nicht nur ein anderer Blick auf den Partner, sondern auch auf den Umgang mit sich selbst und die eigenen Bewertungen geworfen wird.

3.2.3 Die fehlende Prophylaxe

Doch kehren wir noch einmal zu unserem Fallbeispiel des »verpatzten Urlaubs« zurück und überlegen uns, welche »Fehler« noch begangen wurden, ganz gleich von wem. Der Verdacht liegt nahe, dass tatsächlich schon die Auswahl des Urlaubsortes problematisch war: Wer geht – bitte schön – in ein Wandergebiet Urlaub machen, und das mit drei Kleinkindern, die in der Großstadt Berlin aufgewachsen sind und schon mit kleinen Spaziergängen überfordert wären? Es ist völlig egal, ob der Mann oder die Frau den Ort gewählt haben. Sie wollten beide das *Beste* für ihre Familie, das kann man ihnen einfach glauben. Aber sie haben nicht das *Passende* gesucht, sondern der Idylle im Reiseprospekt vertraut.

Der zweite Verdacht liegt nahe, dass der *Zeitpunkt* falsch gewählt worden ist: Nach Beendigung einer Bauphase sollte man vielleicht eine Zeit lang lieber das Eigenheim genießen, sich Freunde einladen, die neue Umgebung erkunden und den Sommer in Freibädern oder nahe liegenden Seen verbringen. Also nicht unbedingt 12 bis 16 Stunden ein vollgepacktes Auto auf staubigen Autobahnen und Serpentinen fahren, und dazu mit Stadtkindern, die zu Hause den Konsum verschiedener Medien gewohnt sind und es kaum schaffen, auf so engem Raum ruhig zu sitzen und sich nicht gegenseitig zu beharken.

Und wenn man schon wegfahren möchte, dann wäre vielleicht ein Kluburlaub am Mittelmeer nicht viel teurer gewesen, mit Flug, Vollverpflegung und Kinderbetreuung. Es gibt spezielle Angebote für Familien, bei denen die Kinder fast den ganzen Tag sehr gut beschäftigt sind und die Eltern ihre Drinks am Pool genießen, im warmen Wasser schwimmen, endlich mal auch tagsüber sich auf ihr Zimmer zurückziehen können, wo sie vielleicht ihre Erotik und ihr gemeinsames Glück neu entdecken, sich eben richtig erholen können und dann froh sind, ihre Kinder beim Büffet wiederzusehen.

Klar, solche Urlaube sind nicht jedermanns Sache, und es können auch hier Stolpersteine auftreten, aber für die Situation des Paares und der Familie hätte es vielleicht besser gepasst.

Hätte das Paar eine »leichtgängigere« Form von Urlaub ausgesucht oder sich zumindest vorher schon Gedanken gemacht darüber, was der ausgesuchte Ort für Folgen mit sich bringt, dann wäre es besser vorbereitet gewesen. Aber wie sagt der Volksmund: »Hätte, hätte, Fahrradkette!« Hinterher ist man immer schlauer als vorher. Und die Lehre, die man daraus ziehen kann, ist: Etwas mehr Zeit für die Planung erspart eine Menge Ärger.

Dieses einfache Beispiel zeigt eine Grundregel für die Beziehungsgestaltung: PROPHYLAXE IST BESSER ALS THERAPIE.

Vielleicht verstehen Sie jetzt unsere »Drei-Fehler-Hypothese« besser: Es sind erstens die personenbezogene Kritik (SUBJEKTIVIERUNG OBJEKTIVER BELASTUNGEN), dann die unrealistisch hoch angesetzte Messlatte (IDEALISIERTES REFERENZMODELL) und schließlich die fehlende Vorausschau auf die Folgen bei der Planung (FEHLENDE PROPHYLAXE). Diese drei Fehler sind (nicht nur in unserem Fallbeispiel) Schuld am Ärger, nicht das Paar oder eine der beiden Personen. Es gibt rationale Gründe für den misslungenen Urlaub und die Korrektur ist – an sich – recht einfach: Nächstes Mal wird alles anders!

Wir haben uns jetzt bei der Fehleranalyse aber noch relativ nahe an der Oberfläche bewegt. Dennoch bekommen Sie schon einen Eindruck davon, wie unterhalb der Kommunikation, des Bewertungssystems und der Gestaltung von gemeinsamen Erlebnissen eine nicht bewusste, tiefere Ebene mit inneren Prozessen existiert, die die äußeren Prozesse beeinflusst. Und je tiefer wir graben, umso mehr Einflüsse werden wir entdecken. Wie bei archäologischen Ausgrabungen legt die Analyse der Erdschicht immer weitere Schichten frei, und jede Schicht gibt uns weitere Informationen über die störenden Prozesse auf der Oberfläche des Erdbodens.

Zwar beeinflussen auch Wind und Wetter die Gestalt einer Landschaft; aber die Konsistenz und Beschaffenheit des Erdreichs, die der oberflächlichen Wahrnehmung nicht unmittelbar zugänglich sind, haben auch einen erheblichen Einfluss. Die Analyse der Oberfläche hilft uns nicht viel weiter, wenn wir Veränderungen, genauer: Verbesserungen unserer Beziehung erreichen wollen.

Wir können das Wetter nicht ändern. Also sind die äußeren Einflüsse nicht kontrollierbar. Dagegen – um beim Bild zu bleiben müssen wir die Beschaffenheit des Bodens verbessern, wenn wir in einer bestimmten Region und bei den dort vorherrschenden klimatischen Bedingungen die sensible Pflanze der Beziehung gedeihen lassen wollen. Angefangen beim Umpflügen der Agrarfläche, ihrer Bewässerung und Düngung bis hin zu ihrem Schutz gegen Schädlinge. Uns wird also die Arbeit an der Beziehung, das Beackern des Bodens nicht erspart, denn wir können nicht nur Raubbau betreiben.

An diesem Punkt der Paarberatung ist es wichtig, gemeinsam zu schauen, welche Hindernisse vorhanden waren und wie das Paar sie hätte umschiffen können. Einen hilfreicheren Kurs zu finden, um bei dem Bild zu bleiben, ist hier die Aufgabe des Paares. Es gilt für die beiden, ihre eigenen ganz für sie passenden Lösungen zu finden. Und was für das eine Paar gut ist, muss bei einem anderen noch lange nicht funktionieren. Der Berater begleitet quasi die Suche nach einer angemessenen Lösung. Erst so lässt sich ein Wiederholen der gemachten Erfahrungen für ein weiteres Mal verhindern.

Ein zweiter Schritt besteht dann darin, künftige belastende Situationen zu erkennen und probeweise ein Präventivprogramm zu entwickeln. Das können klassische Schwellensituationen sein, wie die Einschulung eines Kindes, Umzug, Erkrankung eines Familienmitgliedes, Wechsel einer Arbeitsstelle usw. Genauso wie der nächste Urlaub oder ein anstehender Verwandtschaftsbesuch.

Durch diese Gedankenspiele, die evtl. mit einem zwischenzeitlichen Ausprobieren zwischen den Sitzungen und einer anschließenden Überprüfung in der Therapie verbunden sind, wird das Paar in die Lage versetzt, künftige herausfordernde Situationen schneller zu erkennen und sie prophylaktisch anzugehen.

Natürlich lässt sich so nicht alles vermeiden, und es können wieder Streitigkeiten in dieser »Erdschicht« entstehen, aber beide werden eher in der Lage sein, die äußeren Störfaktoren zu erkennen. Dies ermöglicht dann einen gemeinschaftlichen Umgang mit den Problemen, der beide nicht gleich wieder zu Gegnern werden lässt.

3.3 Die Ebene der Gefühle

Die nächste Schicht, sozusagen unterhalb einer rationalen Erkenntnis, ist die *Gefühlsebene*. Während die rationale Ebene den Argumenten zugänglich ist, kann die emotionale Ebene nicht so leicht beeinflusst werden. Wenn wir uns das vorhin beschriebene Beispiel noch einmal in Erinnerung bringen, so kann das Paar durchaus mithilfe eines kontrollierten Gesprächs die Ursache für die Eskalation der Probleme rational gut erkennen.

Die Fehler liegen sozusagen auf der Hand und die Korrektur ist zwar rückwirkend nicht möglich, aber man kann aus den gemachten Fehlern lernen. Dadurch ist es leichter, einander die verwendete Aggression bei den Auseinandersetzungen um die Schuldfrage zu verzeihen. Durch Verständnis und Mitgefühl mit dem Leid des anderen kann eine neue emotionale Ebene von Solidarität das bisherige Misstrauen ersetzten.

Auf der rationalen Ebene der Fehleranalyse lassen sich Korrekturen also mit dem sogenannten gesunden Menschenverstand und der daraus gewonnenen Erkenntnis gut umsetzen. Lassen sie uns nun ein anderes Beispiel benutzen, um Fehler auf der schwierigen Ebene der Gefühle zu analysieren. Hier noch ein Fallbeispiel:

Ein junges Paar in den Dreißigern meldet den Bedarf nach Beratung an und will unbedingt einen männlichen Berater haben. Als Grund nennt die Ehefrau am Telefon, ihr Mann habe dies zur Bedingung gemacht. Sie klang so, als könne sie von Glück reden, dass er überhaupt zu einer Eheberatung mitkommt. Eigentlich halte er von »alledem« nichts. »Wenn man es nicht selbst schafft, eine Ehe in Ordnung zu bringen, dann kann einem auch eine fremde Person nicht helfen«, sage er.

Da er beruflich sehr engagiert ist, musste ich viele Terminvorschläge finden, die dem Herrn passen könnten. Dementsprechend war ich vorgewarnt, dass die erste Stunde nicht leicht sein würde, und wappnete mich mit einer extra Portion Geduld.

Entgegen meinen Erwartungen behandelte mich der Ehemann vom ersten Moment an mit großem Respekt und einer fast devoten Haltung. Die Ehefrau dagegen schien »mit den Nerven fertig« zu sein. Kaum hatte das Paar seine Plätze eingenommen, fing sie an zu weinen, konnte nicht reden und er musste mir den Grund der Anmeldung mitteilen. Das größte Problem sei die Schlaflosigkeit seiner Frau und ihre Nervosität. Das Paar habe drei Kinder, von denen eines gerade mal zehn Monate alt sei, schlecht schlafe und viel schreie.

Er selbst sei beruflich sehr eingespannt, müsse auch oft ins Ausland reisen und könne zu Hause »nur wenig« machen (gemeint: die Hausarbeit). Meistens sei er so ausgelaugt, wenn er nach Hause komme, dass er sich nur regenerieren wolle. Aber er mache sich Sorgen um den Zustand seiner Frau, die jetzt immer öfter die Kontrolle verliere, umher tobe und von Trennung spreche. Sie drohe damit, alles stehen und liegen zu lassen und zu verschwinden. Er habe allmählich Angst, sie könnte es in einem ihrer Wutanfälle auch wirklich tun.

Nach diesen Informationen fing die Frau, die sich inzwischen gefasst hatte an, ihre Version zu erzählen: Seit drei Jahren trage sie die ganze Last der Erziehung, des Haushalts, in der Vernetzung nach außen (Freunde, Elternabende usw.). Ihr Mann spiele nur eine Gastrolle und sie fühle sich von ihm im Stich gelassen. Dementsprechend sei ihre Wut mit der Zeit angewachsen.

Sie könne diese Wut immer schlechter kontrollieren, selbst wenn ihr Mann sich einsichtig zeige oder entschuldige und für einige Zeit sein Verhalten ändere. Er habe anfangs auch viel zurückgeschrien, wenn sie ihm Vorhaltungen machte, inzwischen sei er verstummt und ließe sie einfach toben. Der Mann ergänzte, er habe es aufgegeben, »sie zur Vernunft zu bringen«. Er wisse schon gar nicht mehr, wie er sich verhalten solle.

Auf meine Frage, warum er unbedingt einen männlichen Berater haben wollte, erklärte er: »Ich gebe zu, ich habe so meine schlechten Erfahrungen, z. B. mit ihren Freundinnen. Wenn zwei Frauen zusammensitzen, einigen sie sich sehr schnell darauf, dass die Männer immer schuld sind!« Aber er betonte, er habe schon bei der Begrüßung hier sich aufgehoben gefühlt durch mich; eher so, als würde er einen Beistand bekommen und nicht gleich Kritik ernten, wie erst befürchtet. (Dann zwinkerte er mich an, als wollte er sagen: »Wir Männer halten doch zusammen, oder?«)

Auf diese Darstellung ging ich zu diesem Zeitpunkt nicht weiter ein, um den positiven Vorschuss nicht zu verspielen. Stattdessen nutzte ich die Gelegenheit aus, meine Empathie für die erhöhte Belastung der Ehefrau unverhohlen auszusprechen. Dieser Zustand könne so nicht weiter anhalten: Schlafstörungen, Verzicht auf eigene Freizeit und Selbstverwirklichung (sie hatte ihre Berufstätigkeit ausgesetzt, obwohl sie sehr gut ausgebildet ist und gerne berufstätig war), die langen »Fehlzeiten« ihres Partners zu Hause zu ertragen und kompensieren ... das könne auf die Dauer nicht gut gehen.

Der Ehemann pflichtete mir bei und versicherte, dass er dabei sei, dies zu ändern, und sah seine Frau fragend an. Sie zuckte mit den Schultern und meinte: »Ja, seitdem ich uns hier angemeldet habe, gibt er sich mehr Mühe, aber ... Ich glaube, er hatte Angst vor der Autorität hier, wie Sie ihn wohl bewerten werden und so. Für ihn ist das sehr wichtig: Er will überall gut dastehen. Deswegen arbeitet er mehr, als er muss, und lässt sich teilweise von seiner Firma ausnutzen. Ich habe aber so meine Zweifel! Wenn wir hier fertig sind, wird er sofort wieder in den alten Trott verfallen!« Ihr täte es aber gut, dass bei ihm wenigstens die Einsicht und Absicht da sind, sie zu entlasten.

An dieser Stelle merken wir, wie sich die Rollenverteilung etabliert hat: Der Mann scheint seine Frau im Stich zu lassen. Sie scheint überfordert zu sein mit Haushalt, Kindererziehung, sozialen Kontakte und sonstigen Pflichten. Diese Ungerechtigkeit macht sie wütend. Wenn sie »tobt«, betrachtet er sie als unbeherrscht und gestört und fühlt sich ohnmächtig und überflüssig.

Daher sind beide hilflos und sehen keinen Ausweg aus der Krise. Als er von ihr zur Paartherapie gedrängt wurde, hatte er Angst bekommen, dass sein Verhalten als das »schlechtere« aufgedeckt würde und die Frau »recht bekommt«. Andererseits hätte seine Ablehnung der Beratung ihn genauso ins Unrecht gesetzt.

Also entschloss er sich, die Strategie der Selbstverweigerung zu ändern, und handelte nach dem Motto (der frühen Kolonialherrschaft der Briten):»If you can't beat them, join them!« (Wenn du sie nicht besiegen kannst, verbünde dich mit ihnen.) Er versuchte, mich als Mann in ein solidarisches Bündnis zu locken, um subtil sein Bild der Frau, als hysterisch, aufrecht zu erhalten.

Ich habe diese Vermutung viel später, in einer Paarsitzung, offen ausgesprochen. Er lachte und errötete, sozusagen als Bestätigung. Da wir inzwischen, über den Einfluss der Vergangenheit viel gearbeitet hatten und er die Vorteile der Analyse erkannt hatte, fiel ihm spontan ein, dass dies genau die Haltung seines Vaters der Mutter gegenüber gewesen war. Wenn Mutter »tobte«, zwinkerte der Vater dem Jungen zu und meinte:»Du weißt ja, wie sie ist ... sie meint es nicht so.«

Diese Haltung habe er wohl übernommen, eigentlich um keine Angst vor der weiblichen Aggression zu haben. Es ist aber selbsterklärend, dass seine Frau sich jedes Mal ein Stück mehr als nicht ernst zu nehmende, etwas verrückte Frau fühlen musste.

Nun ging ich aber auf die unterschlagenen Belastungen des Ehemannes ein: Wie fühlt er sich denn in dieser undankbaren Position? Einerseits ackert er und schuftet, um seiner Familie ein sorgenfreies Leben zu ermöglichen, andererseits erhält er keine Anerkennung, sondern muss sich auch noch für seine Erschöpfung entschuldigen. Hier taute er noch weiter auf und gestand, er habe manch einen Abend in der Kneipe mit Kollegen oder Kunden verbracht, anstatt nach Hause zu gehen. Sie habe schon recht, er leide unter einem erhöhten Geltungsdrang und wolle immer der Beste sein; wenn schon nicht bei seiner Ehefrau, dann eben anderswo, auf der Arbeit zum Beispiel.

Sie fühlte sich erleichtert durch seine »Beichte« und gab zu, ihn oft – aus Frust und Verlassenheitsgefühlen – sehr arg beschimpft und abgewertet zu haben. Sie hatte sogar Angst, er könne sich an ihr dafür rächen und bei seinen Dienstreisen fremdgehen. An dieser Stelle sah er sie entsetzt an: »*Wie kannst du bloß so etwas von mir denken!? Ich liebe dich doch!?*« *Ihre Tränen flossen nun wieder, aber eher aus Freude über seine Reaktion.*

Hier wird schon deutlich, dass ein wichtiges Element der Eheberatung darin besteht, herauszufinden welche emotionalen Wiederholungen es im Leben der beiden Ehepartner gibt. Beispielsweise durch die Frage, woher sie genau diese vom Partner ausgelösten Gefühle kennen.

Hilfreich ist hier auch der Hinweis, dass manche Paare gar nicht lange genug zusammen sind, um so heftige Gefühle bei dem anderen auszulösen, und diese Gefühle daher schon älter sein müssen. Manche Gefühle haben eben kein Verfallsdatum, sondern werden im Gegenteil durch bestimmte Sätze, Mimik oder anderes sehr schnell wieder ausgelöst und erscheinen in diesen Momenten sehr präsent und fast übermächtig. All dem auf die Spur zu kommen ist für beide Partner dann sehr entlastend, und oft stellt sich heraus, dass die beiden »Muster« nur zu gut zueinander passen.

Man mag sich nun wiederum wundern über die etwas ausgeprägten, um nicht zu sagen, heftigen Reaktionen der Ehefrau. In einer späteren Sitzung kam die Erklärung: Sie hatte immer um die Anerkennung ihres Vaters gebuhlt, indem sie gute Schulnoten nach Hause brachte. Dieser aber beachtete nur die Leistungen des etwas jüngeren Bruders, denn er ging davon aus, dass seine Tochter heiraten und Kinder kriegen würde.

Eine berufliche Laufbahn konnte er sich bei ihr gar nicht vorstellen! Und obwohl dieselbe Tochter inzwischen eine anerkannte Simultanübersetzerin war und gut verdiente, stand immer noch bei Familientreffen der Bruder im Mittelpunkt.

Wir sehen immer wieder: Die Vergangenheit erklärt die Gegenwart besser, und dann lassen durch das gegenseitige Verständnis die Beziehungskämpfe an Intensität nach. Denn wenn jeder das frühe Leid des anderen sieht, annimmt und dessen Aufbäumen gegen das Schicksal wertschätzt, entsteht eine neue Ebene von Solidarität.

Erfreulicherweise hatte das Paar schon nach der ersten Sitzung radikale Veränderungen seiner Lebenssituation initiiert und von dieser bei der zweiten Sitzung, zwei Wochen später, berichtet: Er war jetzt öfter zu Hause und übernahm an zwei Nächten die Versorgung des Kleinkinds (da es noch gestillt wurde, pumpte sie genug Vorrat an Muttermilch ab, damit der Ehemann das Baby stillen konnte, ohne die Mutter zu wecken). Außerdem bot er ihr – von sich aus – an, sie solle sich doch an einem Abend der Woche mit ihren alten Freundinnen treffen. Währenddessen würde er bei den Kindern bleiben und die Hausarbeit erledigen. Das alles berichteten sie mit Stolz und Freude, trotzdem bemerkte ich bei der Ehefrau eine gewisse Verkrampftheit, so, als müsse sie sich Mühe geben, erfreut zu sein.

Darauf angesprochen, bestätigte sie ihre noch anhaltende Angst vor seinen Rückfällen. Nach dem Motto »Eine Schwalbe macht noch keinen Frühling« sei sie irgendwie auf der Hut und beobachte manchmal die Situation – und ihren Mann – sehr skeptisch. Wahrscheinlich stand auch hier nicht die gegenwärtige Situation im Wege, sondern die Fixierung auf ihr »altes« Problem, als Mädchen nicht ernstgenommen zu werden.

Es reicht, hier mit der Schilderung aufzuhören. Was wir sichtbar machen wollten, ist: Die rational gesteuerte Veränderung reicht manchmal nicht aus, um einen Konflikt zu beenden, wie etwa in den Fallbeispielen davor. Gefühle, insbesondere die negativen, können hartnäckig überleben, auch nachdem ein Konflikt bereinigt wurde. Warum?

Die begründete Skepsis der Ehefrau stammt aus einem ungelösten Problem, das mit ihrer eigenen Lebensgeschichte zusammenhängt. Auch ihr noch anhaltender, unfreiwilliger Verzicht auf Berufstätigkeit und Anerkennung der bisherigen Leistungen stehen noch als unerledigte Frustrationen im Raum. Sie erkennt selbst, dass es zurzeit nicht möglich wäre, neben der Versorgung des Babys arbeiten zu gehen. Sie fühlt sich durch die Mutterschaft behindert, nicht beglückt. Und das beeinflusst natürlich auch das Verhalten des Kindes, das umso lauter nach der Mutter schreit, je mehr diese sich wünscht, der Mutterschaft zu »entkommen«.

Ein weiteres ist die noch nicht bereinigte Wut gegen ihren Mann wegen der Verletzungen der vergangenen drei Jahre. Kann sie ihm das verzeihen, was er ihr zugefügt hat? Sie hatte so viel Zeit allein mit ihren Problemen verbracht, dass ein Groll gespeichert geblieben ist, der nicht so leicht abzubauen ist.

All diese Gefühle belasten den positiven Neubeginn: reduziertes Selbstwertgefühl als »nur« Hausfrau, Verlassenheit und Angst vor der Untreue des Mannes (und vielleicht auch einer fantasierten eigenen?), vermutlich ambivalente Gefühlen den belastenden Kindern gegenüber und anderes mehr. Daran zu arbeiten, ist schon schwieriger als an fehlerhaften, aber logisch erkennbaren Konflikten, wie bei den Fällen davor.

Haben sich negative Gefühle erst festgesetzt, dann sind sie sehr schwer wieder zu korrigieren. Der Verstand kann sie kaum erreichen und sie »produzieren« sich selbst ständig neu, indem sie Feindbilder vom Partner konstruieren.

Aber auch dies ist im Rahmen einer Beratung gut zu besprechen und zu beleuchten. Denn nur, wenn alle emotional wichtigen Bereiche auf den Tisch kommen, haben beide Partner die Möglichkeit, ihr gemeinsames Leben anhand dieser Bedürfnisse auszurichten.

Deutlich wird hier, dass es in diesem Fall und anderen Fällen, bei denen auf der emotionalen Ebene »geschürft« wird, mehr Sitzungen braucht, um all dem auf die Spur zu kommen.

Genauso wichtig ist auch die Bereitschaft beider, einander Verständnis entgegenzubringen und gemeinsam miteinander daran arbeiten zu wollen. Nur so kann gesichert werden, dass die neuen Informationen nicht als Munition gegeneinander verwendet werden. Das sollte der Berater bedenken und sich vor dem Aufdecken psychogenetischer Zusammenhänge vom Wohlwollen der Klienten überzeugen.

3.3.1 Polaritäten und ihre Ambivalenz

Wenn ein Paar sich erst in einem Ehekrieg verfangen hat, dann erscheint die vorher empfundene Liebe als eine riesige Täuschung und Selbsttäuschung. Man macht sich selbst Vorwürfe, wie man so dumm sein konnte, »auf diese Person hereinzufallen!«, jetzt zeige sie ja »ihr wahres Gesicht ... und ich wollte es nicht wahrhaben, dabei habe ich es schon immer geahnt!« Solche Sprüche begegnen uns ständig in der Endphase einer Beziehung. Sie sind genauso falsch wie richtig. Es ist einfach sehr schwer, zu begreifen, dass man ebendiesen Menschen mal lieben, mal hassen kann.

Der Mensch ist weder gut noch schlecht, er ist beides! Licht und Schatten gehören zusammen. Sie sind ein Gegensatzpaar, aber sie bilden eine Polarität, die in jedem Menschen steckt. Je nachdem, in welchem Umfeld oder welcher Situation sich ein Mensch befindet, wird er sich entsprechend fühlen und verhalten. So kann z. B. in Extremsituationen, wie in einem

Ehekrieg, niemand erwarten, dass die Täter/Opfer-Rollenverteilung, die vielleicht vorher geherrscht hat, weiter besteht. Wenn jemand meint, er/sie habe nichts zu verlieren, dann ist Schluss mit den Ausweichmanövern; es wird zurückgeschossen.

Wenn die Liebe zu Hass wird, erscheint sie zwar paradox, aber wir sollten uns immer dessen bewusst sein: JEDE BEZIEHUNG IST AMBIVALENT; und zwar von Anfang an! Negative Gefühle begleiten uns Menschen in der Liebe wie ein Schatten; auch wenn alle lieber das Licht suchen.

Wichtig hierbei ist noch, zu beachten, dass die Ambivalenzen sich sowohl im Paargeschehen als auch in jedem einzelnen Menschen innerlich abbilden können. Das heißt, die Ambivalenz kann sowohl interpersonell als intrapsychisch sein. Was genau hier vorrangig ist, lässt sich nur in der einzelnen konkreten Situation klären.

Lassen Sie uns einige Polaritäten anschauen, die in Beziehungen wirken und deren Auswirkungen Schaden anrichten können, wenn sie nicht bewusst erkannt werden.

3.3.2 Die Polarität von Macht und Ohnmacht

Die Polarität von Macht und Ohnmacht zeigt sich besonders deutlich bei Streitigkeiten. Hier versucht einer den anderen zu besiegen, wie bei einem Kampf, wo es darum geht, die »Oberhand zu behalten«. Dazu muss jeder Kämpfer versuchen, die Situation zu kontrollieren, indem er seinen Gegner in eine Situation von Ohnmacht versetzt, um die eigene Macht zu stabilisieren. Gelingt es ihm nicht, dann droht ihm eine Niederlage.

Um diese zu verhindern, steigert sich seine Wut und seine Kampfeslust. Das hat die Natur offenbar so eingerichtet, dass der Mensch in einer Gefahrensituation, wenn es scheinbar ums Überleben geht, alle Hemmungen fallen lässt. Dadurch verliert der Mensch seine Angst, gleichzeitig aber auch die Kontrolle über seine Gefühle und Affekte.

Wir mussten in der Behandlung der **Streitsucht** feststellen, dass der Kontrollverlust der Beteiligten über die eigenen Gefühle nicht so leicht zu steuern ist. Der von uns intern benutzte Begriff der »Streitsucht« bedarf einer kurzen Erklärung. Er beruht auf die Beobachtung, dass manche Paare oftmals die zwischen ihnen existierende Leere offenbar mit einer negativen Form von Aufmerksamkeit füllen. Ihre Streitigkeiten erfüllen keinen anderen ersichtlichen Grund als den, eine Art »Angstlust« (nach M. Balint) zu befriedigen. Der damit verbundene »Adrenalin-Kick« hat durchaus eine mit Drogen vergleichbare Wirkung. Insofern ist es unsere Annahme, dass sich daraus eine regelrechte Sucht nach Streit etablieren kann. Sie scheint eine stark wirkende, sich häufig verselbstständigende Ersatzbefriedigung zu sein.

Hier bietet sich ein Vergleich mit der Reitkunst an: Ein durchgehendes Pferd ist schwer zu zügeln, und ein erfahrener Reiter weiß, dass sein Pferd fast nicht mehr auf angezogene Zügel reagieren wird. Er muss versuchen, es zu beruhigen, seine eigene Angst erst einmal zügeln und dann ruhig mit dem Pferd reden.

Dabei darf er nicht die Zügel lockern, aber auch nicht wie wild zur Strafe mit der Reitrute auf das Pferd einschlagen, sondern er muss –im Gegenteil – dem Pferd gut zureden, bis es an Geschwindigkeit verliert und endlich anhält. Dann steigt er ab und streichelt das scheu gewordene Tier, lässt es nach Luft schnauben und gibt ihm wieder Zuspruch, bis es sich beruhigt.

Dieses Bild ist eines, das wir oft in der Beratung verwenden, um Paaren die Streitsituation deutlich zu machen.

Dieses Bild lässt sich gut auf den eigenen emotionalen Kontrollverlust übertragen. Wichtigstes Ziel ist dabei die Wiedergewinnung der Selbstkontrolle und Souveränität. Man kann dies durch einfache Eingriffe lernen: in ein anderes Zimmer gehen, tief durchatmen, sich selbst gut zureden, meinetwegen gegen eine Matratze treten, ein Glas Wasser trinken, einmal ums Haus laufen ... Und dabei die Zügel nicht aus der Hand lassen!

Wenn man gläubig ist, kann man beten, wenn nicht, kann es trotzdem nicht schaden, irgendein vertrautes Mantra zu wiederholen. Es geht nur darum, die innere Kontrolle über die Gefühle unbedingt wiederzuerlangen, den Fahrstuhl zur Hölle anzuhalten und auszusteigen. Sich selbst irgendwie wieder »einzukriegen«, wie es so schön heißt.

Bei manchen Paaren bieten wir auch an, gemeinsam eine Strategie zum Schutz der Beziehung und einer gezielten, gemeinsamen Unterbrechung der Eskalation zu entwickeln. Hierbei geht es darum, dass beide wieder die Zügel in die Hand nehmen. Das Paar vereinbart zusammen ein Symbol, ein Codewort, eine Melodie oder Ähnliches. Dieses Zeichen sollte von beiden als neutral bewertet werden. Sowie einer der beiden den Eindruck hat, dass die Situation eskalieren könnte, kann das Signal gegeben werden. Anschließend erfolgt eine gemeinsam vereinbarte Zeit, in der jeder sich beruhigt, bevor sich beide an einem »neutralen« Ort, wie dem Küchentisch, Balkon oder Ähnlichem verabreden, um dann das weitere Vorgehen als Paar zu besprechen. In vielen Programmen und Beratungskontexten werden ähnliche Modelle verwendet.

Was dem im Wege steht, ist ein Abwehrmechanismus, den wir die *projektive Delegation der Affekte* nennen. Dieser Mechanismus funktioniert folgendermaßen: Wenn jemand im Streit Angst hat, die Oberhand zu verlieren und dadurch seine Verlustangst aktiviert wird, dann zieht er/sie die bekanntermaßen letzte Trumpfkarte aus dem Ärmel, nämlich die Drohung, sich trennen zu wollen. Dadurch wird die Angst, die einer selbst empfindet, auf den anderen übertragen. So hofft man, ihn gefügig zu machen.

Da die Trennungsangst aber genauso ihn selbst befällt, er dies in diesem Moment jedoch nicht erleben will, weil die Angst ihn aus dem Gleichgewicht werfen würde, konzentriert er sich darauf, lieber seinen Gegner einzuschüchtern. An dieser Stelle wird die Trennungsangst durch Projektion delegiert; ein Partner erlebt sie ganz stark und drückt sie aus, der andere spielt den Überlegenen und empfindet gar keine Angst.

In Wirklichkeit hat nur einer seinen Affekt an den anderen delegiert oder auf ihn projiziert. Nur dadurch fühlt er sich befreit und stark. Aber das erweist sich später als eine gefährliche Selbsttäuschung. **Die Machtverhältnisse werden durch die projektive Delegation nur scheinbar zugunsten einer Person entschieden.**

Das ist in etwa vergleichbar mit dem Bluff beim Pokern. Der Spieler mit den vermeintlich besseren Karten fühlt sich dem anderen überlegen, muss aber irgendwann natürlich seine Karten konsequent ausspielen. Tut er dies nicht, dann hat er verloren. Genauso wirkt es, wenn ein Streitgegner die Delegation ablehnt und gegen eine Trennung keine Einwände hat bzw. sich unbeeindruckt gibt. »Dann macht doch!«, heißt es dann mit einem ebenso harten Pokerface, »geh doch los! Du kannst von mir aus deine Sachen gleich packen und verschwinden!« Wird es tatsächlich ausgeführt, dann stehen beide einem Scherbenhaufen gegenüber, den sie eigentlich nicht erzeugen wollten. Aber »die Gefühle sind mit ihnen durchgegangen«, der Machtkampf hat sie beide besiegt.

Solche destruktiven Prozesse lassen leider Schäden zurück, nicht nur an der Glaubwürdigkeit des Einzelnen, sondern auch an Vertrauen und Vertrautheit. Die »Aufräumarbeiten« können sehr lange dauern und manch ein zerschlagener Teller lässt sich weder reparieren noch ersetzen.

Daher bitte: so früh wie möglich die aufkommende Eskalation verhindern! Denn alles, was beide jetzt sagen oder tun, werden sie später schwer bereuen. Und es kann sein, dass die gegenseitigen Bitten um Vergebung dann nicht mehr akzeptiert werden, vor allem, wenn diese Übergriffe zu oft vorkommen.

Wenn das Paar also dazu neigt, ab einer bestimmten Länge oder Intensität der Auseinandersetzung oder aufgrund bestimmter Reizworte zu toben, dann geben wir ihnen Folgendes zu bedenken: Es muss beiden klar sein, dass sie *immer und jederzeit* für ihr Tun verantwortlich sind, auch dann, wenn Sie gereizt worden sind! Wir scheuen uns nicht, dies offen auszusprechen.

Das Paar muss begreifen, dass der Verzicht auf Destruktivität letztendlich zum eigenen Vorteil führt: für seine Souveränität, Würde und Ehre. Denn man fühlt sich nach den Wutanfällen oft würdelos, schuldig und lächerlich. Und das muss dann jeder für sich selbst nach außen vertreten.

Um es noch einmal klar zu sagen: **Was beide sagen und tun, haben sie gesagt und getan**! Es gibt keine Rechtfertigung dafür! Nicht nur der jetzige Partner, sondern auch andere Menschen werden sich von so jemandem zurückziehen, sobald sie seine »dunkle Seite« ein paar Mal erlebt haben.

Wenn einer eher der duldende Teil in der Beziehung ist, also derjenige, der vermeintlich ein Opfer dieser Wutausbrüche seines Partners ist, dann sollte er wissen: Er ist nur solange ein Opfer, wie er oder sie es sein will! Es mag demjenigen so vorkommen, als hätte er keine Alternative, dies stimmt aber nicht! Außerdem ist er nicht unbeteiligt an der Eskalation.

Dementsprechend gilt es, als Erstes die eigene Beteiligung an der Eskalation zu überprüfen: Was habe ich als Letztes gesagt oder getan, damit mein Partner tobt? Keiner kann sich herausreden mit seiner Sanftmut, denn diese kann auch als moralische Peitsche benutzt werden.

Warum hat derjenige nicht rechtzeitig eine Grenze gesetzt, sondern das Gespräch in dieser Weise laufen lassen? Wie lange geht das so, wie lange erträgt er oder sie stöhnend und kopfschüttelnd die Wutausbrüche des Partners und gibt ihm immer mehr das Gefühl, er sei gestört und habe quasi die fehlende Zurechnungsfähigkeit für sich gepachtet?

Und wie kommt der aggressive Partner auf die Idee, der andere ließe alles mit sich machen, wenn er nur laut genug wird? Beide sollten sich ehrlich fragen, ob sie diese Intensität des Streites nicht auch heimlich genießen, weil die Heftigkeit zum Beispiel eine besonders intensive Zuwendung darstellt, die sie sonst in der Ehe nicht mehr erleben. Ist die Liebe so lau geworden, dass nur noch der Streit beide belebt und starke Gefühle produziert?

Es mag sein, dass der Machtkampf um die Schuldfrage erst einmal entlastend ist für das Selbstwertgefühl, aber er ist schädlich für die Beziehung und zerstört alle Chancen für Veränderung.

Und wir meinen, spätestens, wenn Kinder durch dieses Spiel zu Opfern werden, dann muss der «Spaß» aufhören, denn dann wird es bösartig: Das Paar zerstört auch die emotionale Zukunft seiner Kinder, indem es ihnen ein Modell vorlebt, mit dem diese eventuell später ihre eigene Ehe ruinieren werden. Denn Kinder leiden nicht nur unter dem Streit der Eltern, sie kopieren – unter Umständen – dieses Verhalten und kommen später ebenfalls nicht mehr los davon. Auch sie werden dann – in ähnlichen Situationen – dieselben Mittel einsetzen.

Es ist ein negatives Erbe, das unüberlegt über Generationen weitergereicht wird, bis es schließlich zum Glaubenssatz dieser Familien werden kann: Wer nicht kämpft hat schon verloren Dabei müßte es umgekehrt heißen: wer Kämpft hat schon verloren.

Streitsucht ist – zum Glück – heilbar, wenn nicht aus eigener Kraft, dann mithilfe von professionellen Helfern. Es gibt viele Heilmethoden, von der Verhaltenstherapie bis zur Psychoanalyse. Und wir können »Cholerikern« nur dazu raten, ihr vielleicht auch noch bewundertes »Temperament« nicht zu bagatellisieren. In einer laufenden Paarberatung kann es sinnvoll sein, sich hierfür zusätzliche, individuelle Hilfe zu holen.

Die Fähigkeit zur Versöhnung setzt nämlich die Fähigkeit voraus, sich selbst zu beherrschen, das lässt sich nicht oft genug wiederholen! Aber was heißt das eigentlich, *sich selbst beherrschen*? Es heißt, einfach gesagt, dass der Mensch in der Lage ist, *seinen eigenen Willen bei sich selbst durchzusetzen*; dass er *das tun kann*, was er selbst tun *will* und nicht immer nur reagiert auf das, was von außen auf ihn zukommt, oder auf das, was seine Affekte ihm vorschreiben.

Ein solcher Mensch kann sich dann auch gut und aus freien Stücken versöhnen, einfach, weil er es will und dazu in der Lage ist, zu tun, was er will. Wer sich nicht versöhnen kann, macht also die schreckliche Entdeckung, dass er unfrei ist. Diese Entdeckung dürfte härter sein als jede andere Kränkung, die ihm von außen zugefügt wird. Spätestens dann sollte der Ehrgeiz erwachen, frei zu werden von dieser Knechtschaft der Affekte oder der von äußeren Ereignissen diktierten Reaktion.

Das wahre Triumphgefühl im Erleben von Macht entsteht aus der Reduzierung des Gefühls eigener Ohnmacht gegenüber den eigenen Affekten. Die Erzeugung von Ohnmacht bei einem anderen gibt mir noch lange kein Gefühl von Sicherheit durch Macht. Das muss jedem Streitenden erst einmal klar werden, dann hat er ein positives Motiv für die Selbstbeherrschung.

3.3.3 Die Polarität von Liebe und Hass

Liebe und Hass liegen nahe bei einander. Gerade Paare, die sich sehr geliebt haben, können einen unbändigen Hass aufeinander entwickeln. Es scheint leider so zu sein, dass chronisch gewordene, negative Gefühle sich nicht so leicht besiegen lassen. Wenn sie erst einmal im Charakter eines Menschen etabliert sind, lassen sie sich, wie eben beschrieben, nur mit Mühe eindämmen.

Daher nehmen wir uns jetzt Zeit für dieses Thema. Wir sind der Meinung, dass **der ungesunde Umgang mit Aggression das Hauptproblem fast aller Beziehungsprobleme** ist! Ungesunde Aggression nennt man auch Destruktion, also Zerstörungswut. Wie eine Tsunami-Welle erscheint sie von Weitem harmlos klein. Erst wenn sie an Land kommt, entfaltet sie ihre schonungslose Brutalität.

Daher sollten negative Gefühle frühzeitig erkannt und eingedämmt werden, ehe sie unkontrollierbar werden. Streitigkeiten dürfen nicht ausufern oder sinnlos lange ausgedehnt werden. Ebenso wichtig wie eine einigermaßen funktionierende Affektkontrolle ist die ständige Bereitschaft zur Versöhnung. Dies ist nur schadlos möglich, wenn der Verzicht auf Rache bewusst gewählt wird.

Was demnach deutlich wird, ist: *Es muss nicht nur eine Streitkultur, sondern auch eine Kultur der Versöhnung geben*, besonders in engen, dauerhaften Beziehungen, wie Ehe und Familie. Auch hier herrscht meistens Brachland, wo man hinsieht. Kaum ein Mensch hat in seiner Erziehung gelernt, sich rechtzeitig, angemessen und wirksam zu versöhnen. Wer gelernt hat, die Energie seiner negativen Gefühle nicht in Rachegedanken zu verschwenden, sondern für die Verbesserung der Situation einzusetzen ist absolut im Vorteil! Um es mal an einem einfachen Vorfall zu konkretisieren:

Ein junges Ehepaar hat endlich das ersehnte Baby bekommen. Anfangs läuft alles »wie am Schnürchen«, dann bekommt das Baby im dritten Monat die üblichen Blähungen und schläft schlecht, wird sehr schnell wach. Schwierig wird es, wenn der Vater länger ferngesehen hat, die Mutter aber schon mit dem Baby ins Bett gegangen ist, um die ganze Schlafprozedur, die ihr sehr viel Geduld abverlangt, hinter sich zu bringen, damit der Vater seinen Schlaf bekommt, weil er morgens immer früh zur Arbeit fahren muss.

Nun gibt es eine Diele im Flur, die immer quietscht, wenn der Vater spät zum Schlafzimmer läuft. Und jedes Mal wacht das Baby durch dieses Quietschen auf. Das hat zur Folge, dass die Mutter auf ihren Mann sauer wird, weil das Baby jetzt schon wieder wach ist und sie die ganze Einschlafprozedur (Lieder vorsummen, Baby schaukeln usw.) wiederholen muss. Der Ehemann entschuldigt sich jedes Mal brav, aber das nützt nichts: Die Ehefrau ist sauer und wirft ihrem Mann vor, ein Egoist zu sein. Dieser wehrt sich und fragt schließlich:

»Wer muss denn tagsüber immer arbeiten gehen, um das Geld nach Hause zu bringen, das du hier ausgibst?!«

Die Mutter antwortet: »Du meinst, ich vergnüge mich hier den ganzen Tag mit dem Baby herum, oder was!?«

»Das habe ich nicht gesagt! Ich meine bloß, dass ich weiß Gott kein Egoist bin, sondern mich für euch abrackere! Und ich verstehe nicht, warum du dich beklagst, du wolltest doch ein Kind haben!«

»Ach, du etwa nicht? Jetzt kommt´s raus! Das meine ich ja mit Egoist: Es ist dir zu viel, etwas für andere zu tun. Es geht immer nur um dich und deine Bedürfnisse! Du musst ja abends noch fernsehen, statt mir zum Beispiel hier beim Einschlafen zu helfen!«

Nun, an dieser Stelle hören wir auf, den beiden zuzuhören. Wir wissen schon, wie es weitergeht. Sie werden sich weiterhin gegenseitig beschuldigen, bis ihre übrig gebliebenen Kräfte verbraucht sind. Er wird müde zur Arbeit fahren, sie wird weinend und lustlos das Kind versorgen. Eventuell wiederholt sich das Ganze am nächsten Abend noch einmal und der Stress der Elternschaft, sowie die vermaledeite quietschende Diele werden ignoriert, weil das Paar alle negativen Gefühle jetzt gegen sich selbst richtet, statt die Energien für die Lösung des Problems zu nutzen.

Solche unnötig tragischen Entwicklungen dürften vielen bekannt sein; sie sind keine Ausnahme, sondern leider die Regel bei jungen Paaren, die in der Aufbauphase ständig überfordert werden, sei es durch Geldsorgen, schreiende Babys und von allem, was üblicherweise am Anfang einer Ehe an Stress auf die jungen Menschen zukommt. Es würde sehr helfen, wenn hier eine andere Form der Ursachenforschung von Stress in der Ehe erlernt werden könnte. Eine, die sich nicht mit der Schuldfrage begnügt, sondern ganz im Gegenteil die Problemlösung sucht.

Noch einmal zu unserem kleinen Beispiel von vorhin: Warum nicht die knarrende Diele mit einigen Schrauben festziehen, sodass sie nicht mehr knarrt? Es genügen oft kleine Veränderung der äußeren Realität, um Stress zu reduzieren. Die Veränderung der inneren Realität ist dagegen viel schwieriger.

Zum Beispiel könnte die gegenseitige Anerkennung der Leistungen beider für die Familie ein anderes Klima für Stress-

toleranz schaffen. In unserem Fall hier fehlt der Frau die Anerkennung durch den Mann für ihre Leistungen als Mutter und
Hausfrau, und dem Mann fehlt die Anerkennung der Frau für
seine Leistungen als berufstätiger Familienvater. Beides wäre
möglich und gerechtfertigt. Es wäre kein großer Aufwand,
sich gegenseitig diese Anerkennung zu gönnen.

Aber auch hier sei nochmals daran erinnert: Besser als Streit-
bewältigung ist die Streitvermeidung. Zum Beispiel reicht
es oftmals, bei einer Meinungsverschiedenheit nicht das
letzte Wort haben zu wollen, den letzten Satz noch loszuwerden, der wahrscheinlich genauso überflüssig ist wie der
ganze Streit. Dieser »letzte Satz« (»eines will ich dir noch
sagen ...«) entscheidet manchmal über den Ausgang eines
Streits.

Er erscheint so wichtig, dass man ihn sich scheinbar nicht
verkneifen kann, ihn aber nachträglich bereut, wenn die Eskalation ihren Gang genommen hat. »Hätte ich das bloß nicht
gesagt!«, denkt man hinterher, wenn es zu spät ist, wenn
sich der giftige Inhalt des Satzes schon über die Beziehung
ausgießt, wie eine ätzende Säure. Und, wäre es nicht besser
gewesen, ein paar Sekunden nachzudenken, statt sich von der
Wut steuern zu lassen? Warum kämpfst du, wenn du weißt,
dass du verlieren wirst?

»Das Leben ist ein Kampf«, sagt man es, und wir lernen alle,
zu kämpfen, es gibt sogar eine regelrechte Kultur des Streitens:
Dutzende verschiedener Kampfsportarten und Tausende von
Kampfsportschulen gibt es überall im Lande. Aber wo bitte gibt
es Versöhnungsinstitute? Und warum nicht? Warum wird jeder
mit seinem Wunsch nach Versöhnung auf sich selbst und seine
laienhaften Versuche zurückgeworfen? Oder wüssten Sie, wie
Sie am besten einen Streit beenden, Ihrem Gegner die Hand zur
Versöhnung reichen können? Was braucht man dafür?

Was bedeutet das für die Beratung? Ein Ansatz für Versöhnungs-hilfen kommt aus der Kommunikationstherapie: Wir wissen, dass es keinen Sinn macht, eine Versöhnung ohne Aussprache zu ver-suchen. Die »Schwamm-drüber-Methode« funktioniert nur bei Kleinigkeiten, oder wenn beide nicht unter Stress stehen. Auch wenn Gefühle wie Wut oder Enttäuschung nach einer Weile von allein nachlassen und man sich wieder miteinander versöhnen möchte, sollte irgendwann eine Aussprache nicht fehlen. Man kann sie zwar zeitlich verschieben, aber nicht vermeiden.

Das tun leider viele. Sie denken, wenn die Wut verraucht ist, sollte man nicht künstlich den Konflikt wieder herauf-beschwören, indem man die Streitpunkte zur Sprache bringt. Und ja, vieles scheint sich von selbst zu erledigen, wenn sich erst einmal die emotionale Verknotung der Meinungen aufge-löst hat und beide aus der Distanz schneller Lösungen finden. Das gilt aber nicht für Konflikte, die von vitalem Interesse sind. Konflikte, deren Aufschiebung oder Verleugnung immer mehr Probleme schaffen.

Gerade in der Paarbeziehung gibt es unaufschiebbare Kon-flikte. Welche das sind, mag von Paar zu Paar verschieden sein. Und auch innerhalb der Beziehung werden die Dring-lichkeiten von Konfliktlösungen unterschiedlich bewertet. Für den einen sind ein paar Wochen ohne Sex sehr belastend, für den anderen eher nicht so wichtig.

Es erscheint uns unerlässlich, ritualisierte, regelmäßige Aus-sprachen in einer dauerhaften Zweierbeziehung einzuführen. Wie gesagt, die Anerkennung der individuellen Leistungen und des Engagements füreinander gehören in solche ritu-alisierten Aussprachen. Genauso wird in ihnen regelmäßig versucht, angestaute Wut und Frustrationen auszusprechen, ohne Angst vor »Retourkutschen«. Eventuell muss ein Paar mit professioneller Hilfe lernen, diese Rituale zu etablieren. Es gibt sehr viele Angebote dieser Art in sozialen, kommunalen oder kirchlichen Einrichtungen. Bei diesen Aussprachen ist es wichtig, einander Raum zu lassen für die Darstellung eventueller Verletzungen, die im Verlauf des täglichen Zusammenlebens entstehen.

Es gibt in den verschiedenen Kommunikationstrainings Übungen, um die Affektkontrolle einzuüben. Es sind einfache Regeln, wie: ausreden lassen, nachempfinden des Gesagten und sich in die Situation des Klagenden hineinversetzen, bevor man über sich selbst spricht, und vieles andere mehr. Natürlich kann dies alles nicht ohne Disziplin und ein gewisses Maß an Wohlwollen realisiert werden.

Am Anfang mögen solche standardisierten Hilfen als künstlich und aufgesetzt erlebt werden. Wenn man die Übungen trotzdem weiterführt und sich als Paar angewöhnt hat, regelmäßige Aussprachen im Wochenplan aufzunehmen, merkt man allmählich deren Nutzen. Sie ersparen dem Paar viele Streitigkeiten, die aus der Zügellosigkeit des tradierten Streitverhaltens entstehen. Durch die Suche nach Frieden wird die Beziehung aufgewertet und es wird eine Menge Energie frei für positive, gemeinsame Unternehmungen.

3.3.4 Die Polarität von Freiheit und Bindung

Ein anderes Beispiel für konfliktträchtige Polaritäten ist jene zwischen Freiheit und Bindung, dementsprechend also zwischen dem Bedürfnis nach Autonomie und den Auswirkungen von Abhängigkeit. Es lässt sich leicht erraten, dass diese Polarität uns von Kindesbeinen an begleitet und eine lebenslange Herausforderung bleiben wird. Denn wir Menschen sind Kinder der Freiheit, wir lieben sie und brauchen sie, wie die Luft zum Atmen. Selbst die härtesten diktatorischen Systeme schaffen es nicht, die Bevölkerung einer Nation in ihrem Bestreben nach Freiheit dauerhaft zu hindern.

Genauso ist es auch im Mikrosystem Beziehung und Familie. Auch hier lässt sich eine Knechtschaft selten dauerhaft realisieren. Irgendwann kommt immer der Moment, wo der Knecht sich gegen seinen Herrn erhebt; sei es durch direkte Konfrontation oder mit subtilen, die Herrschaft zersetzenden Mitteln. Dagegen ist kein Despot gefeit. Woher diese Kraft kommt, können wir nicht erklären. Der Wille zur Freiheit ist einfach da.

Es scheint nicht nur eine Errungenschaft der menschlichen Rasse zu sein, denn auch viele Tiere überleben nicht, wenn sie eingesperrt sind. Selbst in den perfekten Gehegen eines Zoos können seelische und körperliche Schäden bei manchen Tierarten nicht ausgeschlossen werden. Daher ist es nicht nur romantisch zu behaupten, ohne Freiheit verliere das Leben seinen Reiz und mache einfach keinen Sinn, sondern es ist faktisch belegt.

Auf der anderen Seite brauchen Menschen, wie die Tiere auch, ein sicheres Revier; nicht nur in Form einer räumlichen Begrenzung, sondern auch als innere Bezogenheit zu jemand anderem oder zu einer bestimmten Bezugsgruppe. Und da der Mensch von den Primaten abstammt, liegt der Wunsch nach sozialer Zugehörigkeit offenbar in seinem Wesen.

Anfangs übernimmt die Familie diese Rolle, später die »Peergroup«, die Clique, der Freundeskreis, der Klub und Verein, das Land, die Nation, usw. Der Horizont erweitert sich, aber das Bedürfnis ist gleichbleibend da. Wir kennen dieses Bedürfnis alle, es scheint ein Axiom der Psychologie zu sein.

Gesichertes Wissen gibt es hierzu sowohl in der Psychoanalyse als auch in der Bindungstheorie. Deren Quintessenz lautet: Ohne Bindung entsteht – nachgewiesenermaßen nicht nur in der frühen Kindheit – der »Hospitalismus« als Syndrom. Seine wesentlichen Bestandteile sind Verlassenheit,

Gefahr der Desintegration, Verlust der Ich-Kohärenz, Angst und Panik, bis hin zur Zeugungsunfähigkeit bzw. Ablehnung der Nachkommenschaft usw. Eine Reihe grausamer Fehlentwicklungen also.

Nun stehen diese beiden, mächtigen Kraftpotenziale, die man durchaus als biologische Grundbedürfnisse bezeichnen kann, im Leben eines jeden Menschen einander gegenüber und ziehen ihn in verschiedene Richtungen. Eine feste Beziehung fühlt sich oft an, wie eine Zerreißprobe, in der Autonomie und Bindung gegeneinander wirken.

Wir haben das schon an anderer Stelle verglichen mit der Anziehungskraft der Erde und der Rotationskraft, die uns ins All schleudern will. Dass wir nicht ins All schweben oder von der Erde aufgesogen werden, ist das Ergebnis eines Gleichgewichts zwischen beiden Kräften.

Von den Kräften der Bindung und der Freiheit werden wir in entgegengesetzte Richtungen gezogen und merken nichts davon, solange beide im Gleichgewicht sind. Erst wenn eine Beziehungsstörung die eine oder andere Richtung verstärkt, merken wir diese Ungereimtheit als starke Ambivalenz. Die eine Hälfte von uns will weg, die andere näher ran an die geliebte Person. Mal scheint die eine, dann die andere Kraft zu gewinnen. Dies kann sich zu einer regelrechten seelischen Tortur aufschaukeln! Solche Anzeichen einer Beziehungsstörung müssen daher ernst genommen werden.

Was geschieht aber in solchen Fällen, was stört eigentlich das Gleichgewicht der Kräfte? Die vorläufige Antwort ist: zum einen die Verlustangst, zum anderen die Frustration wichtiger Bedürfnisse.

Schauen wir zunächst auf die Angst: Jeder kennt dieses Gefühl und hat vielleicht auch selbst beobachtet, dass er in

Angstsituationen instinktiv nach anderen Menschen Ausschau hält.

Wer Angst hat, kann es schlecht aushalten, allein zu sein; er greift – wenn niemand da ist – zum Telefon und ruft irgendeinen Bekannten oder Freund an. Oder er geht auf die Straße, in ein Café, irgendwo in die Nähe anderer Menschen, selbst wenn er mit niemandem spricht. Sobald andere Menschen in Rufweite sind, lässt die Angst normalerweise nach.

Dieses Phänomen nennt man in der Lerntheorie *Bindungsverhalten* (nach Mary Ainsworth); *Angst löst ein Bindungsverhalten aus*, denn der Mensch hat offenbar ein angeborenes Bedürfnis nach Bindung, das auch beim Erwachsenen verstärkt auftritt, wenn er oder sie sich in gefühlter Gefahr befindet. Sie ist ihm vertraut und ist daher beruhigend, ohne dass irgendetwas an der Ursache der Angst verändert wäre. Einfach nur sich rückzuversichern, dass noch jemand da ist, an dem man sich festhalten kann, gibt Zuversicht.

Selbst Menschen mit sonst sicherer Bindung verfallen in solchen Situationen dem sogenannten »Klammern«: Sie brauchen dringend die Nähe zu jemanden und halten diesen manchmal – mit allerlei Mitteln und Tricks – fest, so lange, bis die Angst abklingt. Daher ist dieser Mechanismus – nach unserer Beobachtung – auch oft beteiligt bei der Inszenierung eines Seitensprungs. Wie denn das? Seitensprung als Mittel gegen Angst?

Ja, denn wer sich vom eigenen Partner verlassen fühlt und Angst hat, ganz gleich wovor, schaut sich um nach »Ersatz« und ist anfällig für Untreue. Es mag sein, dass die Haltung seines Partners ihm suggeriert, er könne sich in seiner Not nicht an ihn wenden, oder er fühlt sich von ihm verlassen, im Stich gelassen oder vernachlässigt (dies mag eingebildet oder real sein). So wird er seinen unerfüllten Bindungsbedarf auf jemand anderen richten, der entweder zufällig da ist oder im gleichen Dilemma steckt. So können sogar zwei untreue Menschen ein Angstbündnis bilden, das sie stabilisiert.

Dasselbe geschieht in ehelichen Bindungen. Wäre dieses Bündnis beständig, dann gäbe es nichts daran zu kritisieren. Dies ist aber nicht der Fall. Bekanntermaßen sind Rückzüge und Liebesentzug ein beliebtes Mittel der Bestrafung in Streitigkeiten. Bei manchen Paaren erscheint es selbstverständlich, sich bei Verletzungen irgendwelcher Pflichten, wie wiederholte »Arbeitsverweigerung« im Haushalt oder bei sonstigen Enttäuschungen, sich vom Partner zurückzuziehen und durch Nichtbeachtung zu bestrafen. Dieses Verstummen der Kommunikation und die Frustration körperlicher und seelischer Bedürfnisse werden dann gekoppelt an bestimmte zu erbringende Leistungen des Partners, mit denen sich die Nähe »zurück verdient« werden muss. Nur wenn diese Vorbedingungen erfüllt werden, wird man mit der vertrauten und ersehnten Nähe und Zuwendung belohnt.

Es ist klar und absehbar, dass diese Sanktionierungsmethode – gerade, weil sie meistens schon in der eigenen Erziehung »genossen« wurde – irgendwann einmal das Bindungsverhalten destabilisiert. Die dabei entstehende Unsicherheit in der Beziehung ist beidseitig. Denn letzten Endes *leidet auch der oder die Bestrafende an der eigenen Bestrafung*. Das heißt, auch der *Verlassende* fühlt sich verlassen. *Wer* sich abwendet, ist letztendlich egal. Die Verlassenheit trifft beide, sie steigert den Frust und somit ihren Ärger aufeinander.

Im Ergebnis erzeugt diese Art der Sanktionierung das Gegenteil von dem, was sie beabsichtigt: Die erzeugte Frustration der Grundbedürfnisse nimmt noch mehr positive Energie aus dem System heraus, dadurch können die Konflikte nicht gelöst werden, was wiederum die Lust an der Erfüllung der Pflichten verringert, derentwegen die »Sanktionierung« stattfand.

Wir kennen dies sehr gut aus der Kindererziehung: Es ist pädagogisch falsch, durch Strafen und insbesondere durch Liebesentzug ein Kind dazu motivieren zu wollen, erforderliche Leistungen zu erbringen. **Liebesentzug und Abwertung führen eher zu einer *Demotivierung*.**

Und doch wird diese kontraproduktive Methode weiter angewandt, sowohl bei der Erziehung als auch in der Zweierbeziehung. Hier wird, wie Watzlawick es ausgedrückt hat, die »*Lösung* zum Problem«. Statt Probleme zu lösen, schafft man sich neue an.

3.4 Die Ebene des Systems

Wir können mit unserem analytischen, fiktiven »Tiefenbohrer« aber noch weiter »hinunter«, sozusagen in die nächste archäologische Ebene der Konflikte steigen: in die *Entstehungsgeschichte* der Probleme eines Paares. Dafür gibt es verschiedene, hilfreiche Modelle, eines davon ist die »*TIMELINE-ARBEIT*«:

Hierzu zeichnen wir eine Zeitachse auf eine Tafel und gehen chronologisch die gemeinsam verbrachten Jahre durch: Wann hat welches Ereignis zu welchen Reaktionen geführt? Zunächst schildert das Paar selbst eigene wichtige Ereignisse; wir als Beratende fragen aber auch nach den klassischen Schwellensituationen. Zum Beispiel nach der ersten gemeinsamen Wohnung, der Hochzeit, der Geburt eines oder mehrerer Kinder, nach beruflichen Veränderungen, Umzügen und anderem mehr.

Nehmen wir zum Beispiel die Geburt eines Kindes: War es zu diesem Zeitpunkt geplant und von beiden erwünscht? Oder hat ein Partner den anderen irgendwie »zur Elternschaft genötigt«? Wenn ja, was hatte das für Folgen?

Das heißt: Hat einer dem Kinderwunsch des anderen zugestimmt, weil sonst eine Trennung angedroht wurde? Und wie hat sich das emotional und verhaltensmäßig ausgewirkt? Gab es eine Art »passiven Widerstand«, beispielsweise in Form einer Verweigerung der nächtlichen Versorgung des Babys, und eine »Flucht in die Berufswelt«?

Wenn wir diese einzelnen Ereignisse auf der Zeitachse anmerken, sehen wir auf der entstandenen Ereignislinie zwei Individuen, die sich um diese Ereignisse eine entsprechende Beziehung aufgebaut haben. Und wir kriegen mit, wie diese sich entwickelt hat. Welche dynamischen Spannungen sind im System entstanden und beeinflussen heute noch die Reaktionen auf aktuelle Schwierigkeiten?

Die Methoden zur Erforschung können variieren; wichtig ist es aber, herauszufinden, welche eigenen Regeln und Gesetze in dieser Beziehung unbewusst aufgebaut worden sind, die das Verhalten, Denken und Fühlen der beiden Individuen bestimmten. Denn eine Beziehung kann man auch als lebendiges System betrachten, das für sich selbst eine eigene, organische Einheit bildet. Sie lebt und »ernährt« sich und wird allmählich zu einer dritten Macht in der Familie, die den in ihr lebenden Menschen ihren Willen aufdrängt.

Auf der Systemebene stehen alle darin enthaltenen Elemente (Personen und Ereignisse) in einem Wechselverhältnis zueinander (fachlich: **Interdependenz**): Gewisse Abhängigkeiten bilden sich heraus und es entstehen eigene Muster von **Kausalketten**. Diese Kausalketten werden mit der Zeit rigide und bilden **Automatismen**. Das Paar verhält sich dann automatisch so und so, ohne darüber zu reflektieren.

Wenn in einem System ein Mitglied handelt, löst seine Handlung eine entsprechende Reaktion bei den anderen Mitgliedern aus. Die Handlungen des einen bedingen die Handlungen des anderen; DIE REAKTIONEN SIND INTERDEPENDENT, hängen also voneinander ab.

Das ist vergleichbar mit einem »Mobile«, an dem die einzelnen Elemente in einem bestimmten Gleichgewicht hängen. Verändert man die Lage oder das Gewicht eines Elements, bekommt das Mobile eine Schieflage. Bei lebenden Organismen wird das Gleichgewicht dadurch wiederhergestellt, dass jemand (oder etwas) anderes seine Lage (und Bedeutung) verändert.

Jedes Mitglied eines Systems bekommt in dieser Interaktion eine gewisse Rolle zugewiesen, wie in einem Arbeitsteam, um das Gleichgewicht, die Homöostase, zu erhalten. Dies muss nicht so bewusst geschehen; auch unbewusst zugewiesene Rollen können entstehen und wirken, die gar nicht eingeplant waren, ja sogar schädlich sind.

Die Rollenverteilung kann sich nach einiger Zeit so festsetzen, dass das Verhalten eines Individuums in einem System vorhersehbar wird. Eine Rolle kann positiv oder negativ besetzt sein, sie wird trotzdem vom Individuum »gespielt«, damit die Funktion des gesamten Systems erhalten bleibt. Sie kann nur aufgegeben werden, wenn etwas anderes an deren Stelle tritt oder wenn das System aufgegeben wird (Trennung).

Zum besseren Verständnis des Gesagten hier ein Fallbeispiel für Timeline Arbeit, kombiniert mit einer systemischen Analyse:

Das Ehepaar meldet sich nach über 30 Jahren Ehe zur Beratung und gibt als Anlass den Ehebruch des Mannes an. Vor ca. zwei Jahren sei er nach einer Betriebsfeier mit einer Kollegin fremdgegangen. Zunächst sah diese Nebenbeziehung harmlos aus, aber nach einigen Begegnungen habe der Ehemann ernsthaft überlegt, seine langjährige Ehe zu verlassen und einen Neubeginn zu versuchen.

Er informierte selbst seine Ehefrau über diese geheime Beziehung und wollte sich von ihr trennen. Sie kämpfte verbissen um die Erhaltung der Ehe, traf sich sogar mit der anderen Frau und versuchte, diese zu überzeugen, ihr den Ehemann nicht wegzunehmen. Dies gelang ihr nach einigen Wochen dann auch: Die Geliebte ihres Mannes brachte es nicht übers Herz, diese Ehe zu zerstören, und machte dem Mann klar, dass sie sich nun von ihm abwenden werde.

Das Ehepaar versuchte, aus dem Scherbenhaufen, den der Seitensprung hinterlassen hatte, eine neue Beziehung aufzubauen. Aber es gelang nicht mehr so richtig, die alte Vertrautheit und Sicherheit wiederherzustellen. Der Ehefrau ging es gesundheitlich nicht gut. Sie musste eine Kur absolvieren, um ihr gebrochenes Herz zu heilen, wie sie sagte. Fast zeitgleich bekam der Ehemann einen Herzinfarkt und musste notoperiert werden.

Die Ehefrau brach ihre Kur ab, um sich um ihn zu kümmern, und es schien zunächst so, als habe ihr Mitleid mit ihm ihre Aggression und Enttäuschung besänftigt. Aber als es dem Ehemann besser ging, machte sie ihm klar, dass sie es nicht ausschließen könne, selbst auch fremd zu gehen. In dieser heiklen Situation mischte sich die erwachsene Tochter der beiden ein und überredete sie zu einer Eheberatung. Sie war es auch, die um einen Termin für ihre Eltern bat.

Es zeigte sich im Erstgespräch sehr bald, dass der Ehebruch nur der Endpunkt einer ganzen Reihe von gegenseitigen Verletzungen war. Das Paar konnte nicht genau angeben, wann die Stimmung in der Ehe ins Negative umgeschlagen war. Daher bot sich die Timeline Arbeit als diagnostische Hilfe an.

Die bildliche Darstellung der Chronologie von Höhen und Tiefen in der gemeinsamen Ehe kann unterschiedlich erfolgen: Man kann eine Zeitlinie auf einer Tafel zeichnen und das Ehepaar versucht, die Höhepunkte und Krisensituation zeitlich zu lokalisieren und dann zu kommentieren. Es ist aber auch möglich, ein ca. 3 m langes Seil dafür zu benutzen, in dem Knoten geknüpft werden, die eine Krise darstellen. Es geht nur darum, die Krisen sichtbar zu machen, damit wir sie gemeinsam analysieren und verstehen.

Bei dieser Analyse wurde allmählich klar, dass das Ehepaar eine Art Versorgungsbeziehung geführt hatte: Der Ehemann ging arbeiten und brachte das nötige Geld nach Hause, mit dem die Ehefrau die Familie versorgte und für die Erziehung zuständig war. Es zeigte sich auch, dass sie die Mutterrolle sowohl für die Tochter als auch für den Ehemann erfüllen musste. Dieser sei zeitlebens unfähig gewesen, sich selbst zu versorgen. Er kam sozusagen von der Mutter zur Ehefrau.

So setzte die Frau als ersten Krisenpunkt die Zeit, als sie wieder berufstätig werden wollte und der Mann dies scheinbar nicht wahrnahm. Für ihn hingegen entstand die erste Entfremdung, als seine Frau sich sehr in der Grundschule der gemeinsamen Tochter engagierte, zum Beispiel auf eine Klassenfahrt als zusätzliche Begleitung mitfuhr und er in dieser Zeit allein zu Hause war. Hier zeichnete er seinen Krisenpunkt ein.

Es gab zwar deswegen viel Streit, weil er sich teilweise unterversorgt fühlte, und sie fühlte sich überlastet und behindert in ihrem Wunsch, sich beruflich zu verwirklichen. Sie sei schon lange dieser Rolle als Hausfrau und Mutter überdrüssig gewesen und habe dies mehrfach durch Verweigerung spürbar gemacht. Nach und nach setzten beide mehr Knotenpunkte und dadurch entstand ein Gesamtüberblick der gemeinsamen Paarentfremdung. So zeigte sich im weiteren Verlauf, dass er auch angefangen habe, sich ihr zu verweigern, sei es durch Kürzungen des Haushaltsgeldes oder durch »sexuelle Enthaltsamkeit«.

Nachdem alle »Knoten« sichtbar wurden, wurde klar, dass sein Seitensprung wahrscheinlich die logische Folge dieser Eskalation sein konnte. Es hätte ebenso gut die Ehefrau sich einen Geliebten nehmen können.

Die darstellende Form gab beiden so einen Gesamtüberblick über ihre Paarsituation. Erst hierdurch wurde die weitergehende Arbeit möglich und es ergab sich folgendes Bild:

Die systemische Eskalation ließ beide Partner emotional und sexuell verhungern. Dieser Hunger schien bei ihm durch die Nebenbeziehung gestillt zu werden. Vielleicht war es zunächst unbewusst zur Stabilisierung der ehelichen Beziehung gedacht gewesen. Aber nun hatte er endlich wieder die Erfahrung gemacht, angenommen und begehrt zu werden und wollte nicht mehr darauf verzichten.

In der Rekonstruktion des Problems mithilfe der Time-Line wurde also Folgendes deutlich: Das Paar war, durch die ständigen Kämpfe emotional ausgelaugt. Der Ehemann holte sich einen Ersatz in einer anderen Beziehung. Die Ehefrau war dagegen nicht nur mit ihrem Hunger zurückgelassen worden, sondern sollte sich auch noch um seine Erkrankung kümmern und ihre eigenen Verletzungen ignorieren. Dies wäre eine übermenschliche Forderung gewesen. Sie tat es dennoch am Anfang, um die Sicherheit ihrer Ehe zu erhalten. Aber es konnte auf die Dauer nicht gut gehen. Beide erkannten nach der Analyse des Ablaufs der Krise, dass sie sich entweder bemühen mussten, ihren Hunger nach Liebe, Anerkennung und Sicherheit für einander zu stillen oder sich zu trennen, wenn sie meinten, sich ihre Verletzungen nicht verzeihen zu können.

So konnten sie die Folgen ihrer Ambivalenz nachvollziehen und mussten diese Unentschlossenheit durch eine klare Entscheidung für oder gegen die Fortführung der Ehe beenden.

In unserem Fall entschlossen sie sich zur Trennung, allerdings mit einem klaren Verzicht auf Rache, da sie beide ihre Beteiligung an der Eskalation der Krise nachvollziehen konnten. Das entspricht dem Motto: Ein Ende mit Schrecken ist besser als ein Schrecken ohne Ende!

Eine andere Art, noch etwas tiefer in die Ebene der Systeme zu schauen und auch die Herkunftsfamilien mit einzubeziehen, ist die sogenannte Genogrammarbeit. So werden noch tiefere und ältere Beweggründe des Paares sichtbar. Auch hierzu ein Beispiel:

Es meldet sich ein Paar zur Beratung an, dessen Kinder »aus dem Haus sind«. Die Eheleute haben viel im Leben geschafft, jetzt möchten sie Zeit zum Ernten und Genießen haben, darin sind sich beide einig. Dennoch entfachen sie einen Streit über Finanzen, dessen Zuspitzung am Thema »Kauf einer Eigentumswohnung« seinen Höhepunkt erreicht. Dieser Kauf ist dem Ehemann sehr wichtig, der Ehefrau keinesfalls, weil es dem Wunsch nach Genuss des Erreichten widerspräche. Denn ein solcher Kauf »bindet Kapital und man muss sich darum kümmern«.

Da die beiden einander sonst sehr wohlwollend gegenüberstehen, ist es zunächst unverständlich, warum bei diesem Thema der Streit bis aufs Messer geführt und immer zugespitzter wird. Eine Zusammenarbeit auf der kommunikativen Ebene ist dann kaum möglich. Hier scheint es um etwas »Heiliges« zu gehen, denn das unversöhnliche Verhalten, besonders bei ihm, hat schon Züge eines Glaubenskrieges angenommen. Der sonst so sanfte Mann wird heftig und laut.

Aber die Motive für die jeweiligen Standpunkte sind unklar, da beide auf einer anscheinend rationalen Ebene miteinander diskutieren: Der Vorteil von Eigentum, die Unabhängigkeit von Mietzahlungen und –Erhöhungen sind seine Argumente. Sie hält dagegen: die Belastungen, Verpflichtungen von Eigentum und die

Verschuldung wegen einer eigenen Immobilie. »*Man kauft doch nur ein paar Steine!*«

*Um hier mehr Hintergrundinformationen über die tiefere Schicht der Konfliktursachen zu bekommen, schlagen die Berater vor, tiefer in die Geschichte der Herkunftsfamilien einzudringen. Dies geht mittels der Erstellung eines **Familiengenogrammes**, bei dem die Daten der eigenen Eltern, Großeltern und wenn möglich Urgroßeltern usw. erfasst werden.*

Für das Paar bedeutet dies, die Geburts- und Todesdaten sowie die Orte, an denen sie lebten, die Berufe, Krankheiten, Religionszugehörigkeit usw. ihrer Vorfahren zusammenzutragen. Nach der Sammlung der Fakten und ihrer Darstellung auf einem Flipchart erfolgen die emotionalen Zuschreibungen: Wer mochte wen, wer wurde wie charakterisiert (lustig, geizig, zurückgezogen, überschwänglich, ängstlich usw.). Hierzu werden verschiedenfarbige Linien zwischen den Personen gezeichnet und kommentiert.

Bei der Genogrammarbeit mit diesem Paar stellt sich heraus, dass er aus einer Bauernfamilie stammt und sich sehr gut mit dem Erbrecht der Höfe auskennt. So erzählt er, dass es eine Änderung im Erbrecht gab, damit die Bauernhöfe nicht immer kleiner und immer mehr zerteilt würden. Denn dies führte letztlich dazu, dass diese so klein wurden, dass keine Familie mehr von dem aus dem Land erwirtschafteten Ertrag leben konnte.

*Erst durch die Änderung, dass die Höfe immer nur an **einen** Erben oder **eine** Erbin (regional unterschiedlich) überschrieben wurden, der/die sich verpflichtete, die anderen auszuzahlen, konnte die Zerstückelung des Landes verhindert werden. Seine Familie, Onkel und Tanten hatten auf eine Auszahlung ihres Erbanteiles verzichtet, damit der Hof überhaupt in der Familie erhalten bleiben konnte. Da waren sich alle einig, trotz der sonst üblichen Zerwürfnisse bei Erbschaften.*

So wuchs er auf, mit der Überzeugung, dass Grundbesitz sehr, sehr wichtig sei, und sog dies quasi mit der Muttermilch auf. Da er nun in einer Stadt lebte und dies gerne tat, kam eine Eigentumswohnung seinem Wunsch nach eigenem Grund und Boden am nächsten. Und da er jetzt das Gefühl hatte, mit der Selbstständigkeit der Kinder könne er sich um seine Bedürfnisse kümmern, wurde dies für ihn immer wichtiger. Dies war also sein Motiv, das sie wiederum nicht nachvollziehen konnte, da sie diese Zusammenhänge weder kannte noch seine »Sturheit« damit in Verbindung brachte.

*Sie hingegen kam aus einer Familie, die die Freiheit und Unabhängigkeit liebte und in der zu viel Besitz als Belastung angesehen wurde. Daher war eine Mietwohnung genau das, was **ihrem** Ideal entsprach.*

Wenn es ihr – zum Beispiel – in einer Nachbarschaft nicht mehr gefiel, weil sich die Mieter oder das Viertel, in dem sie lebte, aus ihrer Sicht negativ veränderten, genoss sie es, einfach woanders hinziehen zu können. Und überhaupt: keine Sorgen mit Instandhaltungskosten und Ähnlichem, kein Ärger mit Eigentümergemeinschaften, keine unvorhergesehenen Ausgaben für Reparaturen ...

Gerade mit dem Auszug der Kinder hatte sie nun das Gefühl, endlich noch freier und ungebundener geworden zu sein. und nun wollte sie sich keinesfalls auf eine neue Verpflichtung einlassen, die ihre Freiheit einschränkte.

Hier prallten also neben zwei einzelnen Menschen auch zwei Herkunftssysteme mit sehr unterschiedlichen Entwürfen und Werten aufeinander. Jeder empfand sein Wertesystem (Grundbesitz versus Ungebundenheit) als so selbstverständlich, dass er/sie sich kein anderes, z. B. beim Partner, vorstellen konnte. Etwa so, wie andere im Alltag selbstverständlich davon ausgehen, sich mit anderen Menschen im eigenen Land auf Deutsch unterhalten zu können.

Dies erleichtert das Zusammenleben sehr, wenn jeder Automatismus nicht hinterfragt werden muss. Aber in bestimmten Fällen können so eben auch Störungen im System entstehen. Da diese Unterschiede in den Systemen nicht zur Sprache kamen, entstand bei beiden nur das Gefühl, dass der jeweils andere die Beziehung boykottiere, vielleicht aus Sturheit oder Rechthaberei.

Die Analyse der Systemebene, mit der zugehörigen Zeitachse, kann also – mit relativ geringem Aufwand – die Inkongruenzen erklären, die aus den unterschiedlichen Wertesystemen stammen. Dies kann eingesetzt werden, wenn die reine Kommunikationskorrektur nicht funktionieren will und die Gemüter sich bei einer sachlichen Argumentation unkontrolliert erhitzen, sozusagen ohne erkennbaren Grund. Wenn die Unterschiede erkannt werden, können sie so verhandelt werden, dass die Interessen beider berücksichtigt sind.

In einem weiteren Schritt kann bewusst entschieden werden, welche Kompromisse geeignet sind. In unserem Fall wurde zwar der Kauf einer Immobilie akzeptiert, aber die Hypothek wurde so gewählt, dass sie in etwa der Höhe der Miete einer gleichrangigen Wohnung gleichkam. Damit war ihre Bedingung erfüllt, keine höheren laufenden Kosten durch die Hypothek zu akzeptieren, die sonst dem Bedürfnis nach Mobilität im Wege stünde.

3.5 Die Ebene der neurotischen Störungen

Wenn weder die Kommunikation noch die rationale Analyse oder die systemische Sichtweise ausreichen, um die Probleme eines Paares zu analysieren und zu korrigieren, dann müssen noch »tiefere« Ursachen gesucht werden. Dabei hilft uns die psychoanalytische Methode. Diese Methode wurde von Sigmund Freud zunächst als Mittel zur Behandlung seelischer Störungen entwickelt, später zu einer systematischen Persönlichkeitspsychologie erweitert.

Die Psychoanalyse bezeichnet störende, krankmachende Prozesse als neurotische Störungen. Dieser Bezug zur Neurologie kommt daher, dass Sigmund Freud, der Begründer der Psychoanalyse, ein Arzt war, der anfangs noch die Hoffnung hatte, die Verknüpfungen zwischen psychologischen und neurologischen Zusammenhängen streng wissenschaftlich nachweisen zu können.

Er musste dieses Vorhaben bald aufgeben, als ihm selbst bewusst wurde, dass dafür Untersuchungsmethoden und Geräte notwendig wären, die zu seinen Lebzeiten weder existierten noch in absehbarer Zukunft entwickelt werden könnten. Inzwischen befasst sich die Neuropsychologie tatsächlich erfolgreich mit diesen Zusammenhängen zwischen Neurologie und Psychologie.

Obwohl dies alles interessant ist, kehren wir zurück zum eigentlichen Thema: Wie beeinflusst die individuelle Konstitution des Seelenlebens die seelischen Konflikte des Einzelnen und das bestehende System einer Zweierbeziehung? Oder, anders gefragt, wie wirken sich frühere Schäden, die bis in die Kindheit reichen können, auf das heutige Befinden in einer Partnerschaft aus? Kann man aus dieser Betrachtung heraus sagen, dass die Individuen in einer Beziehung – trotz besseren Wissens – deswegen nicht »vernünftig« handeln, denken oder fühlen, weil sie beide »neurotisch« sind?

Und wenn dem so ist, müssten dann nicht beide erst eine individuelle Psychotherapie absolvieren, ehe sie sich an die Paarprobleme heranwagen? Ist das denn realistisch, so lange zu warten, bis beide »gesund« sind, um ihre Beziehung zu heilen? Ja, dürfen Menschen überhaupt heiraten und eine Familie gründen, wenn sie einen »Knacks« haben?

All diese Fragen werden von der Psychoanalyse aufgeworfen, und deren Antworten fließen hinein in ein Erklärungsmodell, das sich nicht nur mit *individuellen* Neurosen, sondern auch mit neurotischen *Beziehungen* beschäftigt. Damit wollen wir uns jetzt auseinandersetzen.

So viel sei aber jetzt schon verraten: Natürlich brauchen Menschen keinen »Eheführerschein« um zu heiraten, ebenso wenig müssen neurotisch gestörte Menschen alle auf die Couch, bis aus ihnen brauchbare Partner werden. Dieser Perfektionismus würde die Menschheit schnell dezimieren.

4 Kleine Einführung in die Psychoanalyse

Wir möchten Sie, liebe Lesende, jetzt entführen in eine Welt, die sich unterhalb des Bewusstseins befindet: in die Welt des Unbewussten. Dieser Begriff des Unbewussten hat für viele etwas Unheimliches an sich, für andere scheint es eine zweifelhafte mythologische Welt zu sein, deren Existenz sich entweder nicht beweisen lässt oder so voller unbewiesener Zusammenhänge ist, dass man von ihr nicht ernsthaft wissenschaftliche Erkenntnisse erwarten darf.

Wer in der Wissenschaft Wissen schafft, muss bestimmte Kriterien erfüllen, damit sein Wissen zumindest als grobe Theorie akzeptiert werden kann. Eine Theorie ist eine Annahme von Sachverhalten und deren Zusammenhängen, die als bloße Behauptung im Raum steht, bis sie entweder empirisch bewiesen werden kann, im Fachjargon verifiziert wird, oder falsifiziert, d. h. widerlegt wird. Und zwar muss das jeder forschende Denkende tun können, der demselben gedanklichen Weg folgt, den der Theoretiker vor ihm gegangen ist. Das Ergebnis muss also unabhängig vom Forscher – unter bestimmten Bedingungen- gleich sein und zu vorhersehbaren Reaktionen führen.

Da kann die Psychoanalyse – ehrlich gesagt – nicht mithalten. Und daher wurde sie von Empirikern oft als »purer Glaube« gescholten. Die Psychoanalyse wurde von Freud etwa Anfang des 20. Jahrhunderts entwickelt als eine Methode der Erforschung von Ursachen psychischer Krankheiten, den sogenannten »Neurosen«.

Freud sah sehr bald ein, dass die Vielfalt krankhafter Reaktionen auf seelische Belastungen nur verstanden werden kann, wenn man das Gebiet der allgemeinen Logik, des sogenannten gesunden Menschenverstandes, unterwandert und in Bereiche vorstößt, wo der Verstand einer ganz anderen Logik folgt, nämlich der Logik von Antinomien. Es ist eine Logik des Widerspruchs, der das Denken und Fühlen von psychisch Kranken durchzieht, bis hin zur wahnhaften Verfälschung der Wahrnehmung.

Auch wir werden die psychoanalytische Theorie nicht beweisen können; uns muss ein gewisses Evidenzgefühl reichen, um diese Theorie als Basis für die Analyse unbewusster Prozesse und Konflikte zu nutzen. Vielleicht hilft uns die Darstellung einiger Fallbeispiele, um einige Grundlagen dieser Theorie nachvollziehbar zu machen.

Die folgende Falldarstellung wird recht lang sein, aber sie enthält sehr viel aufschlussreiche Details, die in einer abgekürzten Version entfallen würden. Außerdem werden in dieser Ausführlichkeit die verschiedenen Schichten der Beziehungsprobleme erkennbar.

Fallbeispiel Familie Müller

Als ich auf das Erstgespräch mit dem Paar wartete, sah ich aus dem Fenster, wie unten ein schweres Motorrad anhielt und zwei perfekt gekleidete Menschen ausstiegen, ihre Motorradhelme abnahmen und sich auf den Weg zur Praxis machten. Ihr Gang war aufrecht, fast stolz. Sie sahen nicht aus wie zwei Unglückliche, die zu einem Paartherapeuten kommen. Dann klingelte es und ich öffnete die Tür.

Vor mir stand ein Motorradfahrer, mit einem Helm unter dem Arm. Er war halb so breit wie hoch, wirkt fast bedrohlich, sah mich nur kurz an und huschte an mir vorbei in das Wartezimmer. Ihm folgte eine schmächtige Frau, die ihren Helm mit beiden Händen vor ihrer Brust trug. Sie sah mich mit Dackelaugen an und wartete, bis ich sie mit einer Geste hereinbat. Die beiden stellten sich vor als das Ehepaar Müller (ich brauche es nicht betonen: Name geändert). Ihnen gehörte ein erlesenes Autohaus.

Wir nahmen alle Platz, nachdem sie ihre Schutzwesten und Helme abgelegt hatten, und schauten uns neugierig an. Der Mann fragte, ob er rauchen dürfe, und zündete sich eine Zigarette an, noch ehe ich mich äußern konnte. Ich holte ihm einen Aschenbecher. Daraufhin zündete die Frau sich eine Zigarette an und bald war der Raum zwischen uns vernebelt. Dann holte der Mann aus einem Rucksack, den er trug, eine Flasche Mineralwasser heraus und trank daraus.

Ich fragte nach dem Grund ihres Kommens. Er schaute sie an und sie fing an zu erzählen:

»Wie soll ich sagen ... Mein Mann geht dauernd fremd und ich halte das nicht mehr aus!« Sie wollte weiterreden, aber er unterbrach sie sofort:

»Halt, halt, das ist ja jetzt ganz schön übertrieben! Tatsächlich ist es so, dass ich oft auf Geschäftsreisen bin und manchmal in ein Puff gehe; das ist ja wohl was anderes, oder?!«

Es dauerte nicht lange, und schon stritten sich die beiden um die Häufigkeit und die Art und Weise seiner Fehltritte. Ich hatte das Gefühl, dass jeder von ihnen mich auf seine Seite ziehen wollte: Sie wollte, dass ich sie als Opfer seiner Untreue anerkenne, er wünschte meine Akzeptanz von Mann zu Mann. Als er sah, dass ich nicht reagierte, wandte er sich zu seiner Frau und fuhr größere Geschütze auf:

»Hast du dich jemals gefragt, warum ich das mache? Es ist, weil du so frigide bist, dass ich jedes Mal um Sex betteln muss!« Und wieder zündete er die nächste Zigarette an. Sie schaute mich indessen hilfesuchend an. Als auch sie merkte, dass ich unbeeindruckt wartete, schoss sie zurück:

»Wie soll ich überhaupt irgendeine Lust empfinden bei einem Mann, der so aussieht, besoffen ins Bett steigt und nur schnell bumsen will, damit er besser schlafen kann?! Da wird wohl jede Frau nur kotzen wollen!«

Ich merkte nach kurzer Zeit, dass es mir schwerfiel, zu diesem Paar eine emphatische Beziehung aufzubauen. Als professioneller Helfer kann man sich seine Fälle nicht aussuchen. Es braucht aber viel Kraft dazu, streitende Paare über längere Zeit zu begleiten, und ich war damals noch ein junger Anfänger.

Bei der Rekonstruktion der Krise kam heraus, dass dieses Paar von Anfang an eine toxische Beziehung zueinander und zu ihren jeweiligen Ursprungsfamilien hatte. Sie stammten aus einem verschlafenen Dorf, wo er ein bekannter Schürzenjäger war, der ihr in der einzigen Disco des Dorfes so imponierte, dass sie die Nacht mit ihm verbrachte. Damals waren sie beide betrunken und achteten weder auf Verhütung noch auf irgendwelche Folgen.

Sie wurde schwanger. Als sie ihm das mitteilte, war er entsetzt und bestand darauf, nach Holland zu fahren und einen illegalen Abbruch vornehmen zu lassen. Sie war damals 16 und ließ sich von ihm dominieren. Die Folge des Eingriffs war aber, dass sie schwer erkrankte. Daraufhin zog er sich von ihr zurück. Sie drohte, seiner Mutter alles zu beichten. Diese war alleinerziehend und hatte mit ihrem einzigen Sohn ständig Probleme. Sie besaß einen Tante-Emma-Laden, in dem er schon als Kind, neben den Schulaufgaben, arbeiten musste. Der Vater war angeblich im Krieg verstorben.

Er wurde selten von der Mutter erwähnt. Als der Junge mit 15 darauf bestand, mehr über seinen Vater zu erfahren, teilte sie ihm mit, dass sie gelogen hatte: Der Vater hatte sich, wegen einer anderen Frau, getrennt und war verschollen. Sie wusste nicht, wo er lebte. Der Sohn machte sich hartnäckig auf die Suche und fand den Aufenthaltsort seines Vaters heraus. Er besuchte ihn und kam entsetzt zurück. Der Vater sei ein alter Nazi gewesen, der an der Ermordung vieler Menschen beteiligt war. Er wollte den Sohn zum Verständnis für die Untaten des Dritten Reiches gewinnen. Das war das erste und einzige Mal, dass die beiden sich sahen.

Zurück im Dorf entschloss sich der Mann, seine Freundin nicht im Stich zu lassen. Er fühlte sich grandios dabei, besser zu handeln als sein Vater. Die beiden taten sich zusammen, auch weil sie von zu Hause weglaufen wollten. Sie flüchteten mit 18 nach Berlin, das damals noch eine gespaltene, aber irgendwie auch Zuflucht spendende Stadt war.

Die Familie der Frau war zwar »intakt« gewesen und geblieben, aber von ihren vier Geschwistern litt die ältere Schwester an einer schweren Bulimie und der Bruder kam in eine psychiatrische Klinik wegen einer drogeninduzierten Psychose. Sie hatte in ihrer Familie die Rolle einer Ersatzmutter, weil ihre Mutter durch die Alkoholexzesse des Vaters depressiv geworden war und die Kinder nicht richtig versorgen konnte.

Das junge Paar lebte zunächst von Gelegenheitsjobs, fing aber bald an, ein Geschäft aufzubauen. Das Geschäft lief gut und bald konnten sie sich eine größere Wohnung leisten. Ermutigt durch den wirtschaftlichen Erfolg, fingen sie an, den Wunsch nach einer eigenen Familie zu realisieren, obwohl es die Zeit der Ablehnung bürgerlicher Lebensentwürfe war und sie sich als Hippies fühlten.

Sie wurde wieder schwanger und diesmal blieb es dabei: Drei Kinder wurden geboren, »freigeistig und »progressiv« erzogen. Bald konnte man sich ein eigenes Haus und Verkaufsräume leisten. Das Leben war schön und der Alkohol floss in Strömen, keine Sorgen mehr. Das Geld schien alle Probleme weggefegt zu haben. Weltreisen, immer wieder neue Autos und allerlei Luxus übertünchten die lauernde Angst, einander zu verlieren. Doch in all der Zeit hörten die Streitigkeiten zwischen ihnen nicht auf.

*Das gemeinsame Geschäft und die Erziehung boten immer ge-
nug Zankäpfel für ihren verdrängten Hass, voneinander abhängig
zu sein. Sie mussten durch Aggression die Regulation von Nähe
und Abstand herstellen. Denn autonom waren sie beide nicht. So
konnten sie weder miteinander noch ohne einander in Frieden
leben.*

*Seine Gier drückte sich in sexueller Manie aus und ihr Hunger
nach Liebe musste von den Kindern erfüllt werden. Diese wuch-
sen im Luxus auf, konnten aber nie wirklich unabhängig werden.
Sie mussten ihre Mutter stützen, bis hin zur Illoyalität dem Vater
gegenüber, der als Vorbild absolut ungeeignet schien. Abends war
er immer betrunken und saß entweder vor dem Fernseher oder
war unterwegs; man wusste nicht, wo, aber man ahnte, dass er
in fremden Betten lag.*

*Die Kinder, zwei Jungs und ein Mädchen, wurden oft auf ihre
Zimmer geschickt, damit die Eltern ungestört streiten konnten.
Man hörte sie trotzdem, obwohl die eigene Stereoanlage auf laut
gestellt war. Sie ließen keine Verbalinjurien aus und waren nur
leise, wenn sie erschöpft in ihren Betten lagen. Der Vater hätte
beinahe mehrmals das Haus in Brand gesteckt, weil er mit der
Zigarette in der Hand in seinem Bett eingeschlafen war.*

*Unter der gegebenen Belastung fing der ältere Sohn an, auch zu
trinken, später auch zu kiffen, um der traurigen Realität eines
widersprüchlichen Zuhauses zu entfliehen. Mit 19 Jahren fing er
eines Abends an, mit einer nicht sichtbaren Person zu sprechen
und geheime Botschaften zu empfangen. Erst dachten die Eltern,
es sei ein Scherz. Sie mussten aber feststellen, dass ihr Sohn an
einer schizophrenen Reaktion erkrankt war.*

*Es kam zu einer stationären Einweisung. Sowohl die Eltern als
auch die Psychiater gaben den Drogen die Schuld an seinem Zustand. Dermaßen abgestempelt als drogeninduzierte Psychose
setzte sich die Krankheit fort, auch wenn sie temporär mit Psy-*

chopharmaka und weiteren stationären Aufenthalten im Zaum gehalten wurde. Die Eltern ahnten ihre Beteiligung an der Erkrankung des Sohnes, aber sie wehrten dies ab und verdrängten weiterhin ihre eigenen Konflikte.

Es kam dann zum Eklat, als die Mutter erfuhr, dass ihr Mann mit einer anderen Frau ein Kind gezeugt hatte. Er musste diese Beziehung mehrere Jahre heimlich geführt haben. Nun gab es kein Halten mehr; Trennungen und Versöhnungen wechselten sich ab. Die Schizophrenie dieser Familie war offensichtlich, aber nur für den erkrankten Sohn. Die anderen lebten weiter, als wenn dies alles normal wäre.

Die von mir anfangs beschriebene erste Sitzung mit dem Paar hatte zwar zur Folge, dass eine Paartherapie versucht wurde, aber wegen ständigem Agieren des Paares nicht viel gebracht hatte. Das Paar brach die Therapie ab. Nach einem halben Jahr wollte die Frau allein die Therapie weiterführen. Ich willigte ein. Aber jeder Versuch, dieses sinnlose Drama ihrer Ehe zu beenden gelang nicht, weil ihr Mann mit Drohungen, sie zu ruinieren oder sich das Leben zu nehmen, ihren Trennungswunsch vereitelte.

Irgendwann brach sie die Einzeltherapie ab, doch kurze Zeit später meldete sich der Ehemann mit dem angeblichen Wunsch, »endlich an mir zu arbeiten; denn so geht das einfach nicht weiter! Ich habe jetzt auch mit der anderen Frau große Probleme. Irgendwie muss das doch mit mir zu tun haben!« Natürlich währte diese Einsicht nicht lange, dann setzte wieder die Problematik seiner Aggressionen auf Frauen ein. Dass er in Bezug auf Frauen eine negative Übertragung hatte, konnte er zwar logisch nachvollziehen, aber nicht auf seine aktuelle Handlungsweise beziehen.

Auffallend ist der zunächst unverständliche Zwang dieses Mannes, die systematische Zerstörung seines eigenen Zuhauses wiederholt in Kauf zu nehmen, nur um seine sexuelle Manie auszuleben. Wie ist das zu verstehen? Wollte er seine Unabhängig-

keit damit beweisen und war das Leid seiner Ehefrau ihm dabei wirklich gleichgültig? Dann wäre es aber unverständlich, dass er jedes Mal sie anbettelte, ihn nicht zu verlassen. Er drohte sogar mit Suizid, weinte und versprach, »es« nicht mehr zu tun. Aber er konnte nie dieses Versprechen halten, sondern kehrte – wie ein Süchtiger – zurück zu seinem Zwangsverhalten: Affären, Bordellbesuche und Alkoholexzesse.

Die Psychoanalyse sagt zum Wiederholungszwang, dass er aufgrund der Abwehr unangenehmer Erinnerungen entsteht. Der Neurotiker agiert, statt sich zu erinnern. Und mit Agieren ist nicht nur Handeln gemeint, sondern die psychodramatische Umsetzung des alten Konfliktes in die Aktualität des Hier und Jetzt. Agieren bezeichnet in der psychoanalytischen Terminologie: Konflikte unbewusst ausleben.

Und so kam der Ehemann immer unregelmäßiger, bis auch er die Therapie abbrach. Zu dieser Zeit hatten sich die Gemüter ein wenig beruhigt. Die Ehefrau akzeptierte den Ehebruch, verlangte aber getrennte Betten und getrennte Kasse. Aus der Ehe sollte eine Wohngemeinschaft werden, dann könne er woanders machen, was er wolle. Ihr Mann schien zunächst nichts dagegen zu haben. Für ihn war das jetzt ein Freibrief für seine Eskapaden.

Dieser faule Kompromiss schien zunächst zu halten, aber nun wollte der Ehemann ab und zu doch mit seiner – immerhin angetrauten – Ehefrau schlafen; denn er vermisse sie zu sehr. Anfangs schmeichelte es ihr und sie ließ sich darauf ein. Bald aber litt sie an verschiedenen psychosomatischen Reaktionen, wie Blasenentzündungen, Asthmaanfällen, Herzrasen und Schlafstörungen. Sie meldete sich wieder bei mir und sah endlich die Notwendigkeit der Scheidung ein.

Diesmal willigte der Ehemann ein. Das Versprechen hielt aber nur so lange, bis sie einen anderen Mann kennenlernte, der ihr gefiel und es ernst mit ihr meinte. Jetzt entbrannte in dem »verratenen«

Ehemann eine Berserkerwut: Er lauerte dem anderen Mann auf, brach mit einer Axt in das Haus seiner Familie ein, wollte seinen Nebenbuhler zusammenschlagen usw.

Als wir die Situation der Kinder betrachteten, wurde deutlich, dass der ältere Sohn seit seiner Geburt als eine Art Teddybär der Mutter fungierte, während die Jüngeren sie mit der Liebe versorgten, die ihr fehlte. Die Existenz der Kinder gaben ihren Leiden einen Sinn. Später konnte sie ihnen ihre Sorgen anvertrauen und über den Ehemann klagen. Dem älteren Sohn war das ganz recht: Er fühlte sich als »Geheimnisträger« gegenüber seinen Geschwistern aufgewertet und bezog zunächst eine narzisstische und ödipale Befriedigung daraus, sogar dem Vater überlegen zu sein.

Kritisch waren allerdings die Abende, in denen er bei seiner Heimkehr von Zechgelagen mit seinen Freunden mit ansehen musste, wie die Eltern, scheinbar in voller Eintracht vor dem Fernseher lagen, um sie herum leere Bierdosen und volle Aschenbecher. Dann benahm sich die Mutter plötzlich als Mutter und rügte den Sohn ob seiner Kleidung, Frisur, Verspätung oder warf ihm sonst etwas Abwertendes vor die Füße. Dann wechselten die Rollen unvermittelt: Er war der kleine Sohn, der sich vor den Eltern rechtfertigen musste für die üblichen pubertären Verhaltensweisen, während sie die verrücktesten Dinge taten, ohne dafür irgendeine Erklärung zu liefern.

Es herrschte eine regelrechte schizophren-machende Situation in der Familie, und die Kinder waren die Symptomträger. Bezeichnenderweise erkrankte die jüngere Tochter ebenso an psychotischen Episoden, als der Ältere, durch die Erkenntnisse in der späteren Therapie, anfing zu genesen. (Daran erkennt man deutlich, dass der Indexpatient nur der Symptomträger der Familie ist. Und diese Rolle kann innerhalb ein und derselben Familie fast beliebig wechseln!)

Nach der zweiten, akuten Erkrankung und der Unterbringung in einer psychiatrischen Klinik verlangte der ältere Sohn eine Fa-

milientherapie. Das führte die Eltern wieder zu mir mit der Bitte um probatorische Sitzungen. Diesmal willigte ich nur unter der Bedingung ein, dass meine Kollegin und Ehefrau hinzugezogen würde und die Therapiesitzungen weder ausfallen, noch verschoben wurden. Das Paar war inzwischen so verzweifelt und seelisch erschöpft, dass alles akzeptiert wurde.

Ihrem psychisch kranken Sohn hatte das Paar zu verdanken, dass eine Mediation gelang und die Scheidung und die Beziehungen zu neuen Partnern von allen akzeptiert wurden, wenn auch zähneknirschend. Die Familientherapie wurde beendet und der kranke Sohn beschloss, bei mir in Behandlung zu bleiben. Die Einzeltherapie dauerte mehrere Jahre, bis er sich so weit stabilisiert hatte, dass er nie wieder psychotische Episoden bekam, trotz erheblicher Reduktion der Medikamente.

Dieser Fall gehört zu den längsten und traurigsten Fällen, die wir in unserer Praxis hatten. Trotzdem zeigt das Ergebnis die Wirksamkeit analytischer Psychotherapie.

Zwar hat die Summe der individuellen Störungen den Zerfall dieser Familie verursacht, aber wenn wir nachträglich der Frage **was, statt wer schuld ist** nachgehen, dann ergibt sich folgende Kausalkette:

1. die zerrütteten Familienverhältnisse der Eltern
2. die Übertragungsbeziehung der Eltern
3. die polarisierte Delegation von Instanzen
4. die anhaltende Abwehr neurotischer Konflikte
5. der überwiegende Krankheitsgewinn in Relation zum Leidensdruck
6. die Kinder als Symptomträger

Und wir könnten diese Kette von Begründungen noch weiterführen. Um diese ganze Auflistung und die benutzten Begriffe zu verstehen, braucht es ein Verständnis von den Grundlagen psychoanalytischer Diagnostik. Wir kommen nicht umhin, uns also mit dem sogenannten UNBEWUSSTEN und seiner Funktionsweise gründlich zu befassen.

4.1 Das Unbewusste

Dieser unter dem wachen Bewusstsein liegende Teil unseres Seelenlebens ist nicht unmittelbar der Wahrnehmung zugänglich, er kann nur aus unserem, manchmal unlogisch erscheinenden Handeln erschlossen werden. Aber seine Wirkung auf das menschliche Handeln ist durchaus präsent.

Bildlich gesprochen ist diese Welt unterhalb des Bewusstseins vergleichbar mit der Unterwasserwelt. An der Oberfläche mögen sich Wellen auftürmen, die vom Wind gepeitscht sind und natürlich die Richtung eines Schiffes beeinflussen. Aber die Strömung unterhalb der Wasseroberfläche folgt eigenen Gesetzmäßigkeiten, die der Wind und die Wellen kaum beeinflussen können. Die Strömung kann viel stärker sein als die Schubkraft der Gewalten an der Oberfläche. Und sie wirkt unsichtbar, man bemerkt ihre Wirkung nur an der Abweichung des Kurses, den der Kapitän eines Schiffes gesetzt hatte.

Daher gab es in der Nautik schon sehr früh Seekarten, in die nicht nur die Windrichtung, sondern auch die Strömungen der Ozeane eingezeichnet waren. Und eben diese grobe Karte der Unterwasserströme der Seele meinte Siegmund Freud in Ansätzen erkannt zu haben. Er blieb – trotz seiner Genialität – immer bescheiden; daher hoffte er, dass die empirische Forschung eines Tages seine Thesen zum Thema Bewusstsein und Unbewusstes, nicht nur die zur Entstehung von Neurosen, sondern auch die zur Entwicklungspsychologie und Anthropologie empirisch belegen könnte.

Zurück zu unserer Allegorie: Die Auswirkungen beider Kräfte, die des Windes, der einen Sturm mit hohen Wellen verursachen kann, und die der unteren Wasserströme, die ein Schiff unmerklich vom Kurs abbringen und sogar gegen Klippen steuern können sind zwar verschieden, aber ihre Wirkung ist fast gleich stark.

Auf die Psychologie übertragen: An der Oberfläche des Bewusstseins kann ein traumatisches Ereignis im aktuellen Leben eines Menschen schlimm genug sein, um eine neurotische Erkrankung auszulösen (Freud bezeichnete diese Variante als *Aktualneurose*). Aber auch ein schwaches belastendes Ereignis im aktuellen Leben kann eine frühere Konfliktstruktur wiederbeleben, mit all ihren verbundenen Emotionen und Affekten. Das bedeutet, dass aktuelle Auslöser die früheren Reaktionsmuster und Affekte reaktivieren können und so die Affekte des aktuellen, scheinbar harmlosen Ereignisses verstärken, etwa so wie bei einem Tsunami.

Manchmal sind – wieder allegorisch gesagt – auch unsichtbare Unterwassereruptionen Schuld daran, dass an der Oberfläche der Tsunami ganze Küstenlandschaften verwüstet. Genauso können – psychologisch gesprochen – im Unbewussten entstehende Konflikte an der aktuellen Oberfläche unerwartet starke Reaktionen hervorrufen, die verheerende Zerstörungen anrichten. Zum Beispiel kann ein Medienbericht über sexuellen Missbrauch eine Erinnerung an eine frühe Missbrauchserfahrung beleben und somit ein emotionales Chaos bei der betroffenen Person auslösen.

Wie die bewussten und unbewussten Anteile am Ausbruch einer neurotischen Erkrankung verteilt sind, kann jedes Mal variieren. Wichtig ist nur, dass wir – jetzt durch die Erkenntnisse der Psychoanalyse angeregt – eine neue,»tiefere Dimension« der Paarbeziehung berücksichtigen müssen, als nur die offensichtliche Oberfläche: Wir sollten die Wirkung des Unbewussten mit einbeziehen in die Diagnostik aktueller Konflikte und Störungen; sowohl individuell, als auch in der Paarbeziehung. Statt zweidimensional forscht die Psychoanalyse dreidimensional: nicht nur im Hier und Jetzt, sondern auch quasi im »Speicher der Erinnerungen«.

Da diese unbewusste Beteiligung früherer Konflikte an der Verschärfung der aktuellen uns sehr wichtig erscheint, möchten wir die Entstehung von neurotischen Störungen noch einmal durch ein anderes Bild verständlich machen: Nehmen wir an, ein Meteorit schlägt irgendwo auf der Erde ein. Die Auswirkungen des Einschlags werden einerseits von seiner Größe abhängen, andererseits von der Beschaffenheit der Landschaft und der darunterliegenden Schichten. Wenn er in eine unbewohnte Senke fällt und auf einen weichen Boden trifft, ist das Ergebnis bestimmt weniger schlimm, als wenn es eine dicht bewohnte Stadt, mit einer darunterliegenden, tektonischen Platte erwischt.

Im zweiten Fall kann der Einschlag, neben den verheerenden Zerstörungen von Gasleitungen und anderen brennbaren Elementen, zusätzlich eine vulkanische Eruption verursachen, die weit und breit alles vernichtet!

Dies mag veranschaulichen, warum dieselben Schadensereignisse bei verschiedenen Menschen und zu verschiedenen Zeiten ebenso sehr verschiedene Auswirkungen zeigen können. Man nennt diese Beschaffenheit der Landschaft die psychische **Prädisposition (das Ergebnis von Genetik, Erziehung und Sozialisation)**. Und die unterirdische Beschaffenheit entspricht ungefähr dem Begriff der **Vulnerabilität**, also Verletzbarkeit einer Psyche, ihre Neigung, mehr oder weniger empfindlich und empfänglich zu sein auf Schicksalsschläge oder belastende Störungen aus der aktuellen Außenwelt.

Dieser konstitutionelle Faktor (psychische Prädisposition und Vulnerabilität) ist wichtig zu beachten. Denn er berücksichtigt das Ausmaß unbewusster Konflikte aus dem früheren Leben eines Individuums. So können wir die Diagnostik und Ätiologie auf dynamische Zusammenhänge ausweiten, d. h. im konkreten Fall und in der konkreten Situation eine angemessene Diagnose erstellen.

Dadurch lassen sich allgemeingültige Aussagen machen über die Auswirkungen aktueller struktureller und psychogenetischer (durch die Erziehung und andere Einflüsse der Lebensgeschichte) erworbener Störungsfaktoren. Man kann, wie bei unseren geografischen Beispielen, mit Sicherheit behaupten, dass ein Sturm oder ein Tsunami ab einer bestimmten Stärke große Verwüstungen anrichten wird, ganz gleich, wie die landschaftliche Beschaffenheit aussieht.

Ebenso lösen traumatische Ereignisse zwar individuell verschieden dosierte Reaktionen aus, aber dieser Unterschied ist als geringfügig zu bezeichnen, wenn das Trauma eine bestimmte kritische Masse übersteigt. Zum Beispiel kann der Tod eines Angehörigen unterschiedlich viel Trauer innerhalb einer Familie auslösen, aber wenn dessen Tod aufgrund häuslicher Gewalt verursacht wurde, dann wird das Entsetzen ungleich viel stärker sein.

Die psychoanalytische Theorie berücksichtigte von Anfang an diese Erklärungsversuche neurotischer Störungen durch die psychogenetische Konstitution. Sie beschränkte sich jedoch auf individuelle Schicksale und berücksichtigte nicht die systemische und soziale Dimension. Dies geschah später, und zwar von psychoanalytisch ausgebildeten Therapeuten, denen die soziologische Dimension immer wichtiger wurde.

Natürlich gab es sehr viel Widerstand gegen die psychoanalytische Theorie. Nicht nur, weil ihre Methode und ihre Erkenntnisse der empirischen Kritik nicht standhalten konnten, sondern weil die anfangs des 20. Jahrhundert geltenden sehr strengen moralischen Kategorien von der Psychoanalyse über den Haufen geworfen wurden.

Freud behauptete nicht nur, dass die Motivation und das Verhalten der Menschen durch unbewusste Strömungen bestimmt seien, sondern auch deren sexuelle Entwicklung in der Kindheit. Er sprach den **Trieben**, dem Sexualtrieb, dem Lebenstrieb und dem Todestrieb, eine große Bedeutung bei unserer seelischen und geistigen Entwicklung zu.

Basierend auf seinen Erfahrungen mit der Hypnose und seiner Selbsterfahrung mit Drogen (Freud war dem experimentellen Gebrauch verschiedener Drogen bei sich selbst gegenüber nicht verschlossen) erkannte er, dass es ganz verschiedene Bewusstseinszustände gab, die getrennt voneinander existierten und teilweise sogar nicht viel voneinander wussten, d. h. dass viele der Inhalte der Verdrängung unterlagen und sogar von der Person selbst nicht erinnert wurden.

Wenn man zum Beispiel einen Menschen in Hypnose versetzte, ihm einen Auftrag gab, nach dem Aufwecken etwas zu tun oder zu sagen, so tat er dies, ohne begründen zu können, warum. Das hieße, dass der Mensch aus dem sogenannten Unterbewusstsein heraus Handlungen vollführen konnte, für die er eigentlich nicht verantwortlich war.

Diese Entdeckung wurde besonders für die Kriminalistik und die Rechtsprechung zum Problem, und sie ist es auch heute noch, bezogen auf das Schuldbewusstseins und die Schuldfähigkeit. Ist ein Mensch als schuldig anzusehen, wenn er Handlungen begeht unter Einflüssen, die er nicht absichtlich herbeigeführt hat?

Das andere Problem war noch schwerwiegender: Wer wusste, was die Triebe im Unterbewusstsein für eine Macht auf einen Menschen haben konnten? Konnten sie einen Menschen zu Handlungen verleiten, die unmoralisch und verwerflich sind, ohne dass er dies beeinflussen kann? Da Freud den Lebens- und Todestrieb als nicht so problematisch angesehen hatte, wie den Sexualtrieb, bezogen sich seine Krankheitstheorien vor allem auf Letzteren.

Die Psychoanalyse wurde bei ihrer Entstehung bekämpft, sowohl wissenschaftlich von der empirischen Psychologie als auch von der Psychiatrie und Neurologie und natürlich von der Theologie.

Freud musste, als Jude, im Wien der Nazizeit, um sein Leben fürchten, daher emigrierte er nach England. Erst im anglo-amerikanischen Raum wurde sein Werk gebührend gewürdigt und beschützt gegen die Anfeindungen sowohl der Empiriker und Behavioristen als auch der Moralisten und Nationalsozialisten.

Aber schauen wir uns nun eine Zusammenfassung der uns am wichtigsten erscheinenden psychoanalytischen Thesen an:

1. Unter dem wahrnehmbaren Bewusstsein verbirgt sich ein weitaus größerer Bereich psychischer Dynamik, den Freud das Unbewusste nennt. Wie beim berühmten Eisberg sehen wir hier nur die herausragende Spitze desselben.
2. Das Unbewusste entlässt nur wenige Informationen ins Bewusstsein, zum einen, weil uns die Fülle und Komplexität der darin ablaufenden Prozesse überfordern würden, zum anderen befinden sich auch unangenehme Wahrheiten im Schattenreich, die einer Zensur unterzogen werden und nicht ins Bewusstsein dringen sollen.

3. Es gibt zwei Haupttriebe, die eine spannungsreiche Polarität zwischen sich bilden: den Lebenstrieb (Eros) und den Todestrieb (Thanatos). Die Energie des Lebenstriebes ist die »Libido«, die Gegenenergie heißt »Destrudo« (ein Begriff, der kaum noch benutzt wird und wohl nur dazu diente, die Polarität zu vervollständigen).

4. Die Libido braucht auch eine gewisse *konstruktive Aggression*, um sich der Welt zu bemächtigen und die eigenen Interessen gegenüber der Außenwelt durchzusetzen. Die Todesenergie drückt sich in der *Destruktion*, der zerstörerischen Aggression, aus.

5. Lust und Unlust sind ein Gegensatzpaar, das die menschliche Motivation bestimmt. Triebbedürfnisse erzeugen Spannung (Unlust), ihre Befriedigung erzeugt Entspannung (Lust). Die Psyche ist bestrebt, immer wieder einen Zustand der Homöostase zwischen beiden Gegensätzen herzustellen.

6. Ungelöste oder verdrängte Konflikte stören diese Harmonie und verlangen nach Lösungen. Wenn sie nicht beachtet werden, gehen sie über in seelische und/oder körperliche, *neurotische und psychosomatische Symptome* und können zu einer Chronifizierung führen. Solche neurotischen Konflikte werden außerdem so lange reinszeniert und ausagiert, bis das Bewusstsein sich mit ihrer Lösung befasst. Die Reinszenierung ist eine Wiederherstellung (ein Ausagieren) alter Konfliktmuster in einer neuen Beziehung, also eine Übertragung früherer Beziehungsmuster und Gefühle auf heutige Situationen und Personen.

7. Die Entwicklung der Libido findet hauptsächlich in den ersten sechs Jahren statt, danach wird sie in der Pubertät vervollständigt. Diese Entwicklung findet in vier Hauptphasen statt, die sich an der Entwicklung der körperlichen Sensorik orientieren: die sym-

biotisch-narzisstische, die orale, die anale und die genitale Phase.

Wir müssen uns hier zunächst einmal mit dieser sehr knappen und natürlich unvollständigen Darstellung begnügen. Sie reicht aber, um uns durch die kommenden Kapitel zu begleiten und die Analyse der Konflikte in Zweierbeziehungen (denn um die geht es uns hier) einigermaßen nachvollziehbar zu machen.

Wir wissen jetzt, dass es destruktive Kräfte gibt, die entstehen können, wenn die Bedürfnisbefriedigung versagt wird. Diese Frustration der Bedürfnisse ist die Hauptquelle von Konflikten in Beziehungen. Die Annahme eines Todestriebs allein reicht aber nicht aus zur Erklärung der destruktiven Kräfte, die durch die Frustration der Bedürfnisbefriedigung entfesselt werden.

Anders herum ist der Wunsch, einander zu lieben, eine gemeinsame Zukunft und Familie aufzubauen und viele Entbehrungen und Mühen auf uns nehmen, um als Paar eine Familie zu gründen, immens und kann nicht nur durch Triebbedürfnisse erklärt werden.

Fast möchte man behaupten, es gäbe einen dritten Trieb, neben Eros und Thanatos: eine Art »*Beziehungstrieb*«! Wir werden uns mit dieser Möglichkeit noch befassen müssen. Sie ist nicht so absurd, dies deuten neuere Forschungsergebnisse der Bindungstheorie an. Auch in der Darstellung der Kritik Viktor Frankls an der Psychoanalyse zeigt sich etwas, das in diese Richtung geht. Frankl wollte das Bedürfnis nach Beziehung als apriorisch verstehen, nicht bloß als quasi eine Notwendigkeit, um die Lust zu befriedigen. Das Bedürfnis des Menschen nach Beziehung sei auf etwas ausgerichtet, was von vornherein jenseits seines Selbst liegt. Kein Ich ohne Du, würde auch Martin Buber einstimmen.

Beziehung als Grundbedürfnis des Menschen ist eine nützliche Hypothese zum Verständnis der Bereitschaft von Paaren, gemeinsam – in guten, wie in schlechten Zeiten – durchs Leben zu gehen. Wobei die Frage immer wieder auftaucht, warum gibt es überhaupt »schlechte Zeiten« in Paarbeziehungen? Welche Ursache haben entfremdende, scheinbar destruktive Phasen in Beziehungen? Und warum halten Paare sie gemeinsam aus?

Genau da hat die Psychoanalyse uns eine sehr wichtige Erkenntnis zur Verfügung gestellt, mit der wir uns nun befassen wollen, nämlich das Phänomen der Übertragung und Reinszenierung.

4.2 Die Übertragung und die Reinszenierung

Um diese beiden Phänomene verständlich darzustellen, werden wir in diesem Kapitel zur Verdeutlichung zwei Fallbeispiele heranziehen, in denen einerseits der Schaden, aber auch der Krankheitsgewinn zur Stabilisierung der Beziehung erkennbar sind.

Die Sehnsucht nach Paarbildung scheint uralt und übermächtig zu sein. Dennoch müssen wir das Phänomen anerkennen, dass es eine Polarität zwischen der Sehnsucht nach Liebe und dem gleichzeitigen Drang nach ihrer Zerstörung gibt. Gemeinschaft stiftende und Gemeinschaft vernichtende Kräfte scheinen immer am Werk zu sein. Vielleicht treten sie nur zeitlich oder räumlich verschoben auf, aber eine Ambivalenz der Gefühle ist in keiner menschlichen Beziehung zu vermeiden.

Eine andere Motivation zur Paarbildung entstammt der sogenannten *Reinszenierung*. Freud benutzte diesen Begriff schon um 1914 (in »Jenseits des Lustprinzips«), um das Phänomen zu beschreiben, das ihm während der psychoanalytischen Therapie aufgefallen war: Patienten stellten ihre unbewussten, aus der Vergangenheit stammenden Konflikte in ihren gegenwärtigen Beziehungen wieder her. Auch in der Beziehung zum Therapeuten fand er genug Hinweise für einen von ihm so genannten»*Wiederholungszwang*«, der ihn verblüffte.

Es hatte den Anschein, als würden neurotische Störungen den Menschen dazu zwingen, sein Leid immer wiederherzustellen, indem er seinen kindlichen Konflikt in der Gegenwart wiederherstellte. Dies ergab zunächst keinen Sinn! Denn warum sollte der Mensch, der ursprünglich seinem Konflikt entfliehen wollte nun anfangen, ihn zu re-inszenieren? Bis heute ist diese Frage noch nicht abschließend und befriedigend beantwortet.

Man nimmt an, dass dies ein verzweifelter Versuch des Ichs ist, die – zwar nicht bewusst erkennbare, aber dumpf ständig fühlbare – Störquelle der verdrängten Konflikte durch die psychodramatische Reinszenierung einer bewussten Lösung zuzuführen. Als würde das Ich – wie der Regisseur eines Films – den Konflikt vor der Kamera (dem Wahrnehmungsapparat) inszenieren, um dem mittlerweile Erwachsenen vor Augen zu führen, was ihn in seiner Kindheit quälte und jetzt immer noch quält.

Leider scheint aber das erwachsene Ich auch *diesen* Versuch einer nachträglichen Verarbeitung zu boykottieren. Als Kind mag man überfordert gewesen sein, aber – als Erwachsener – hat man doch ganz andere Möglichkeiten, sich beispielsweise aus Abhängigkeit oder Frustration zu befreien, oder? Aber nein: Das Ich befindet sich immer noch in einer Art zeitlicher Gefangenschaft in der Vergangenheit und will nicht»zurück in die Zukunft«.

Diese festgefahrene Zeitschleife ist tatsächlich für Therapeuten die hartnäckigste Form von Widerstand gegen die Therapie, dem man oft hilflos gegenübersteht! Patienten leben z. B. in Beziehungen, die ihnen genau dieselben Frustrationen zumuten, die sie in ihrer Kindheit erdulden mussten. Sie lassen sich genauso schikanieren und erniedrigen wie früher von ihren Eltern oder Geschwistern.

Oder sie reproduzieren dieselbe Lieblosigkeit bei ihren Partnern, die sie von einem Elternteil empfangen haben. Diese Ungereimtheit wird nicht nur von den Therapeuten beobachtet, sondern gute Freunde oder andere Außenstehende können es genauso sehen und sich wundern; zum einen über die Partnerwahl, zum anderen über deren zeitlichen Bestand.

*Das folgende **Fallbeispiel** ist – trotz seiner Tragik – fachlich interessant, weil es einen Wechsel der Dynamik darstellt, von der positiven zur negativen Übertragung. Und zwar geht es um ein Paar mittleren Alters, das zunächst von einer hilfreichen, fördernden Haltung des Mannes seiner Frau gegenüber geprägt war. Er lernte sie kennen, als sie sich in Kneipen herumtrieb, auf der Suche nach Gesellschaft, nachdem sie von zu Hause ausgerissen war und bei einer Freundin wohnte. Sie war damals um die 20, er war 25 Jahre alt. Im Gegensatz zu ihr lebte er damals zurückgezogen und war trotz seines guten Aussehens etwas menschenscheu.*

Was zuerst als »one night stand« hätte enden können, wurde zu einer dauerhaften Liebesbeziehung. Sie zog alsbald zu ihm in eine Zweizimmerwohnung und sie verbrachten die ersten Jahre mit gemeinsamen Unternehmungen, Rockkonzerten und Reisen. Sie verstanden sich ohne viele Worte. Sich selbst bezeichneten sie als Seelenverwandte, wie ein Herz und eine Seele. Dementsprechend entstand bei der Frau – nach drei Jahren gemeinsamen Glücks – der Wunsch, eine Familie zu gründen und »Nägel mit Köpfen zu machen«. An dieser Stelle reagierte er vorsichtig und ausweichend; man werde sehen, im Moment sei er noch nicht dazu bereit.

Sie akzeptierte dies, wurde aber etwas stutzig und zunehmend unglücklich, denn jedes Gespräch darüber wurde von ihm abgewürgt mit den Worten:»Mach jetzt keinen Druck und lass mir Zeit!« Aber mit der Zeit ist das so eine Sache: Ein Mann hat viel Zeit zum Zeugen von Kindern, eine Frau hat eine biologische Grenze für das Kinderkriegen, und hier scheiden sich oft die Geister. Dem Mann erschien die Elternschaft eher als die Beendigung einer heiteren, lustvollen Lebensperiode. Er ließ sich zwar darauf ein, sie zu heiraten, half ihr immer mehr beim Fortgang ihres Studiums und übernahm fast vollständig die finanzielle Versorgung in der Ehe.

Inzwischen hatte er dadurch ihre unumschränkte Zuneigung und sie anerkannte, was er alles für sie tat. Aber unmerklich geriet er in die Rolle eines idealisierten Elternteils.

Denn ihre Familie und Kindheit waren alles andere als glücklich gewesen: Ihr Vater war Alkoholiker und die Mutter von der Beziehung zu ihm abhängig. Um ihren Mann loszuwerden, ließ die Mutter sich auf eine Kneipenbekanntschaft ein, von der sie ungewollt schwanger wurde. Daraufhin zog der Vater der Klientin aus, nach einer Szene mit häuslicher Gewalt, wie die Klientin sie schon als Mädchen miterlebt hatte. Es entstand bei ihr eine Angst vor Männern, die sich auch auf den nächsten Mann ihrer Mutter übertrug. Es stellte sich heraus, dass auch dieser alkoholkrank war, und dasselbe traurige Spiel wiederholte sich mit ihm, aber verschlimmert dadurch, dass die Mutter von diesem Mann mehrere Kinder bekam.

Dadurch hatte sie kaum noch genug Zeit und Energie für die Tochter übrig. So kam es, dass diese von zu Hause flüchtete, kaum dass sie volljährig war. Sie fing eine Ausbildung an und versorgte sich durch Jobs als Kellnerin und mit anderen Gelegenheitsarbeiten, bis sie ihren Mann kennenlernte. Er erwies sich als großzügig in finanziellen Dingen und stützte sie.

Die zunächst positive Übertragung auf ihn fing an, ins Negative zu wechseln, als er ihren Kinderwunsch missachtete. Wenn sie es zur Sprache brachte, kam von ihm immer dieselbe Antwort: »Nicht jetzt ...« und wenn sie hartnäckig blieb, sagte er: »Wir werden es schon merken, wenn es dran ist.« Ob er an ihrer Stabilität zweifelte, oder durch ihre Versorgung sich schon jetzt in der Elternrolle fühlte? Er konnte es nicht genau erklären. Während der Paarberatung meinte er, er hätte zwar gerne Kinder gehabt, befürchtete aber, dass er die Hauptlast für sie und das Kind tragen würde. Die Beziehung sei einfach nicht reif für eine Elternschaft gewesen.

Sie fühlte sich benutzt »wie eine gekaufte Braut aus irgendeinem Entwicklungsland«. Dieses negative Selbstbild erzeugte auch ein negatives Bild des Mannes und er bekam allmählich alle negativen Zuschreibungen ihrer früheren »Väter«. Ihre Lust auf Sexualität ließ nach und sie fühlte sich immer mehr gedrängt, ihm nur seine sexuellen Bedürfnisse zu erfüllen. Allmählich ließen auch ihre Gefühle für ihn nach und sie verliebte sich in einen gemeinsamen Freund, mit dem sie zunächst nur eine Art »schwärmerische Liebelei« begann.

Ihr Mann bekam diese Entwicklung zwar mit, versuchte aber, die Realität der beginnenden Entfremdung der Beziehung zu verdrängen. Dadurch ging sie einen Schritt weiter, vielleicht, um ihm ihre Aggressionen noch deutlicher zu machen: Nach einer durchzechten Nacht, in der ihr Ehemann früher schlafen ging, landete sie mit dem gemeinsamen Freund im Bett. Es dauerte nicht lange, bis es zum Eklat kam, und der erste Wunsch nach Trennung wurde ausgesprochen.

In dieser Phase kam das Paar zur Beratung. Beim Erstgespräch stellte sich heraus, dass der Ehemann bereit war, ihr den Ehebruch zu verzeihen. Dabei erzählte er, dass er vor der Ehe, also in den Anfängen der jetzigen Beziehung, auch schon einmal fremdgegangen sei und dies nicht als tragisch empfunden habe. »So

etwas passiert nun mal, wenn man längere Zeit zusammen ist.«
Für ihn sei sogar eine offene Ehe denkbar, »wenn man sie nicht überstrapaziert«. Er konnte sich auch eine Beziehung zu dritt oder zu viert für einige Zeit vorstellen und hatte sogar einmal den Wunsch gehabt, einem Swingerclub beizutreten.

Die Frau reagierte verwirrt auf diese Beichte ihres Mannes. Das heißt im Grunde reagierte sie gar nicht; sie saß schweigend da, mit versteinertem Gesicht. Auf die Frage, was in ihr vorgehe, zuckte sie nur mit den Schultern: »Ich weiß es nicht!«, *sagte sie. Sie wisse nicht, was sie von alledem halten sollte. Später erzählte sie, dass die beiden nach dieser Sitzung eine heftige Auseinandersetzung zu Hause gehabt hätten, die fast die ganze Nacht andauerte. Am nächsten Tag sei sie zu ihrer Freundin gezogen und diese habe ihr geraten, sich zu trennen und eine eigene Therapie anzufangen. Sie gab an, die Paartherapie nicht mehr fortsetzen zu wollen und lieber dem Rat ihrer besten Freundin zu folgen.*

Der Mann war sehr angeschlagen und traurig, blieb aber beherrscht und konnte seine Gefühle nicht in Worte fassen. Er gab an, machtlos zu sein gegenüber den Wünschen seiner Frau, und beschloss, seinen Platz in der Paartherapie auch umzuwandeln in eine Einzeltherapie.

Die räumliche Trennung des Paares erfolgte aber erst zu einem späteren Zeitpunkt. In dieser Zeit gingen sie sich aus dem Weg, denn jedes Gespräch endete im Streit. Sie hatten auch beide Ängste vor einer Eskalation der Aggression, zumal der Frau die Erfahrung mit häuslicher Gewalt noch in den Knochen saß.

Die Einzeltherapie des Mannes wurde benutzt, um die Entwicklung dieser Beziehung zu rekonstruieren und die Wiederholungsmuster aus seiner Ursprungsfamilie bewusst zu machen. Dies gelang immer besser, sodass der Mann die anfängliche Wut auf seine Frau auflösen konnte. Parallel dazu hatte sie sich mit ihrer Therapeutin darüber verständigt, sich auf ihr Studium zu kon-

zentrieren (das sie mit seiner Hilfe damals begonnen hatte) und dass beide keine weiteren Schritte im Hinblick auf Trennung oder Scheidung durchführen sollten. So konnte jeder an sich arbeiten, anstatt gegeneinander. Der Umgang des Paares wurde reduziert und damit auch die heftigen Gefühle.

Alles schien gut zu laufen, und wahrscheinlich machten sich alle Hoffnungen, es könnte zu einer Wiederannäherung und Rettung der Ehe kommen. An dieser Stelle überraschte sie ihn mit der Nachricht, sie sei ungewollt schwanger geworden, und zwar durch eine Kneipenbekanntschaft! Damit war alle Hoffnung zerschlagen, denn die mögliche Alternative, die ungewollte Schwangerschaft nicht abzubrechen und das Kind dennoch als gemeinsames Kind anzunehmen, erschien ihm unmöglich.

Für sie lag die Tragik darin, dass sie nach langem Warten nun endlich schwanger wurde, aber »nicht vom richtigen Mann zum richtigen Zeitpunkt«. Außerdem würde ihr Staatsexamen genau dann beginnen, wenn mit der Geburt des Kindes zu rechnen war. So erschien ihr auch das Austragen des Kindes keine Alternative zu sein. Sie entschloss sich zum Schwangerschaftsabbruch.

Die Tragik dieses Falls besteht wohl darin, dass der neurotische Wiederholungszwang sich am Ende doch durchsetzte. Dies zeigt noch einmal deutlich, mit welcher Hartnäckigkeit die Selbstbehinderung durch alte Konflikte wirkt: wie konnte sie es sich besser gehen lassen, als ihre eigene Mutter? Sie »musste« ihren Erfolg boykottieren, so scheint es und durfte sich kein besseres Leben gönnen.

Dieser Zwang zur Wiederholung der Kindheitstraumata wird zu einem wichtigen Untersuchungsgegenstand der Paartherapie, wenn man ihn auch als Hauptmotiv für die Konflikte in Beziehungen ansieht. Daher müssen wir uns ausführlicher mit ihm befassen.

Sigmund Freuds Leitsatz für die analytische Arbeit lautete: »Erinnern statt wiederholen!« »Wer die Geschichte nicht kennt, ist gezwungen, sie zu wiederholen«, sagte schon der Philosoph George Santayana. Nur wer die Ursachen seines heutigen Verhaltens kennt, kann dem Wiederholungszwang widerstehen und seinem Schicksal eine neue Wendung geben. Diese Schaltstelle ist aber sehr prekär, denn genau dann, wenn die Erkenntnis sich anbahnt, »kippt« die Motivation zur Analyse manchmal ins Gegenteil der erneuten Verdrängung und des Ausagierens, wie im obigen Beispiel gezeigt.

Gesehen aus dieser Perspektive ergibt sich in unserem Fall folgendes Bild: Die Frau hat genau das wiederholt, was ihre Mutter ihr vorgelebt hatte, obwohl sie voller Abscheu gegenüber ihrer Mutter gewesen war und sich für deren Unfähigkeit schämte, ohne Mann klarzukommen. Die Tochter hatte auch sich lieber einen Helfer als Mann ausgesucht, anstatt mit den Schwierigkeiten ihres Lebens allein klarzukommen. Und auch die Trennung hielt sie allein nicht durch; sie brauchte eine »Ersatzbeziehung«.

Der Mann sollte hauptsächlich ihre inkompetenten Seiten ausgleichen und ihre Wünsche erfüllen. Tat er dies nicht, erschien es ihr wie ein Verrat oder eine Untreue. Bestenfalls erlebte sie ihn als beziehungsunfähig; also mit eigenen Problemen so behaftet, dass er für sie eine Last und keine Hilfe war. Dann wollte sie von ihm weg, nach dem Motto: »Wer nicht hinter mir steht, der steht mir im Weg!«

Der Mann bekam diese Funktionalisierung seiner Person unbewusst mit und verweigerte sich. Er wollte nicht bloß ein Erfüllungsgehilfe ihrer Zukunftsplanung und Lebensentwürfe werden. Schließlich hatte auch er Bedürfnisse. Diese wären vielleicht ähnlich oder sogar gleich gewesen, aber durch die Polarisierung der Positionen wurde er in die Polarität gedrängt, die Beziehung nur für die Lust und das Vergnügen zu missbrauchen und jede verantwortliche Bindung zu verweigern.

Es ist interessant zu fragen, warum manche Menschen unreflektiert in den Wiederholungszwang geraten, andere sich dagegen schützen können. Was macht den Unterschied aus zwischen einem resilienten und einem neurotischen Verlauf?

Und gibt es nachträglich die Möglichkeit, eine neurotische Entwicklung zu korrigieren? Nun, wenn dem nicht so wäre, gäbe es die Eheberatung nicht.

In erster Linie geht es zunächst einmal darum, ein Bewusstsein zu erlangen über die eigenen Störungen und deren Herkunft. Keiner muss sein Schicksal dadurch akzeptieren, dass er im Leid verharrt. Natürlich ist es leichter und effektiver, dies mit professioneller Hilfe zu versuchen. Aber auch eine Liebesbeziehung, in der beide sich um Offenheit, Ehrlichkeit und Solidarität bemühen, hat eine heilende Wirkung. Wir nennen solche Beziehungen »Heilende Beziehungen«.

Bevor wir darüber schreiben, lassen Sie uns eine andere Variante von Übertragung und Reinszenierung darstellen, die sehr dramatisch ablief und deren Zerstörungskraft selbst den Akteuren unerklärlich war. Solche Beziehungen werden »Folie à deux« genannt, und man erkennt sie daran, dass sie nach außen abgeschottet sind, während im Inneren der Beziehung die zwischenmenschlichen Grenzen nicht respektiert werden. Fachlich gesehen, haben solche Beziehungen rigide und starre Außengrenzen und offene, nicht regulierte Innengrenzen. Durch die Geschlossenheit nach außen können diese Paare für andere unauffällig, ja sogar glücklich erscheinen. Hinter der Fassade braut sich aber ein explosives Gemisch neurotischer Eskalation zusammen, das in einer Eruption endet, die alles in und um sich vernichten kann.

Zur Vorgeschichte:
Das Paar lernt sich während einer Ausbildung kennen. Sie war damals 36, er 30 Jahre alt. Aufgefallen war sie ihm, weil sie den Ausbildern immer widersprach und kritische Fragen stellte, die sie allmählich in der Ausbildungsgruppe isolierten. Er fand sie sehr gut aussehend und ihre rebellische Art gefiel ihm sehr, aber er traute sich nicht, sie anzusprechen aus Angst vor einer Zurückweisung. Sie schien ihm unerreichbar. Umso erstaunter war er, dass sie ihn nach einem Kursnachmittag fragte, ob er mit ihr essen gehen wolle. Er sagte zu und der Abend war wunderschön. Sie sprachen lange miteinander und lachten viel, was vielleicht auch auf die Wirkung des Alkohols zurückzuführen war. Jedenfalls waren sie nicht mehr fahrtüchtig und beschlossen spontan, ein Hotelzimmer in der Nähe des Lokals zu teilen.

So gut wie das Essen geschmeckt hatte, so schmeckte jetzt der Sex zwischen ihnen: heftig und ungehemmt. Sie schliefen erschöpft ein und wachten lächelnd auf, trieben es noch einmal miteinander und beschlossen schon beim Frühstück, dass sie sich wiedersehen wollten; ja es entstand sogar der Plan, vielleicht zusammenzuziehen, da er nur einen befristeten Mietvertrag hatte. Doch bei der zweiten Begegnung ereignete sich ein seltsamer Vorfall: Sie hatte bei ihm übernachtet und gegen 4:00 Uhr morgens merkte er, dass sie nicht mehr im Bett lag. Er rief nach ihr ... Keine Antwort! Er sah schnell aus dem Fenster, wie sie unten im Hof zum Ausgang lief.

Er rief durchs Fenster nach ihr. Nach einigem Zögern kam sie hoch, und sie versuchten eine Aussprache über das Motiv ihres überstürzten Ausbruchs. Sie konnte es erst nicht erklären, dann beschrieb sie ihren Zustand beim Aufwachen: Das Bett sei sehr eng gewesen und er habe die Decke von ihr weggezogen, sodass sie gefroren hatte. Sie habe sich eingebildet, dass er sie nicht bei sich haben wollte. Daher sei sie weggegangen, ehe er sie verließ. Er verstand das alles nicht und beteuerte, dass er so etwas nie tun würde.

Sie lagen lange eng umschlungen im Bett und genossen ein wunderbares Gefühl von Vertrautheit, als hätten sie sich schon ein Leben lang gekannt. Diese Seelenverwandtschaft verzauberte sie beide; von da an waren sie fast täglich zusammen, sobald sie mit den beruflichen und sonstigen Verpflichtungen fertig waren. Allmählich erzählte sie ihm ihr Leben: Ihre Mutter starb, als sie zweieinhalb Jahre alt war, wahrscheinlich an den Folgen der Unterernährung und der schlechten medizinischen Versorgung der Nachkriegszeit. Ihr Tod sei überflüssig gewesen und die ganze Familie habe ihn nicht verschmerzen können.

Nach einigen Jahren tiefer Trauer heiratete der Vater eine »patente« Frau, aus seiner Heimatregion, eigentlich nur damit die drei Töchter versorgt wurden. Sie war die jüngste und wurde von den beiden Schwestern, wegen ihres guten Aussehens und der Zuneigung des Vaters, mit viel Neid bedacht. Sie hänselten und schlugen sie oft, sodass sie in einer inneren Einsamkeit aufwuchs, da sie auch zur Stiefmutter keinen guten Draht hatte. Mit 18 verließ sie die Familie, zog nach Berlin und tingelte als Sängerin durch die Kneipen. Nach einigen flüchtigen Bekanntschaften lernte sie einen »seriösen« Lehrer kennen, der sie sehr liebevoll behandelte, aber offenbar sexuell gehemmt war. Seltsamerweise erinnerte er sie an ihre Mutter, weil er dieselbe rötliche Hautfarbe und Haare besaß, an die sie meinte, sich schemenhaft zu erinnern.

Nachdem diese Beziehung gescheitert war, sei ihr jetziger Mann ihr in der Ausbildung aufgefallen. Seine sanften Augen und seine Nachdenklichkeit hätten sie fasziniert. Sie verstand nicht, warum er sie bei sich haben wollte, hätte er doch viel interessantere und schönere Frauen in der Ausbildungsgruppe wählen können. Für ihn sei sie die Schönste und Interessanteste gewesen, meinte er. Sie fiel ihm weinend in die Arme und er schwor ihr, sie nie zu verlassen.

Seine Vorgeschichte ist nicht minder aufregend: Seine etwas dunklere Hautfarbe, seine buschigen Augenbrauen und die dich-

ten schwarzen Haare hatte er von seinen Ahnen, alle Roma, Zigeuner. Er war mit seiner Sippe durch viele Länder gereist und sein einziges Zuhause war die Familiengruppe, die fast 60 Personen umfasste. Irgendwann konnte er aber diese enggesteckten, traditionellen Grenzen der Großfamilie nicht mehr ertragen. Er verließ, zum Entsetzen seiner Eltern, die Gemeinschaft und hatte dabei das Gefühl von furchtbarer Einsamkeit. Wie ein Astronaut allein im All kam er sich vor. Er hatte hier und da kurze Beziehungen, die er aber meistens verließ, wenn sie ihm zu eng wurden. Und das war meistens dann der Fall, wenn Pläne von Familiengründung oder der Kauf von Immobilien und Ähnliches ins Gespräch kamen.

Diese letzte Mitteilung alarmierte sie damals, aber sie verdrängte das Ganze, denn jetzt fühlte sie sich endlich aufgehoben in seinen Armen. Er schien dieselbe Einsamkeit wie sie zu kennen, und wenn sie zusammen waren, dann verschwand dieses furchtbare Einsamkeitsgefühl. Umso schrecklicher erlebten sie den ersten Streit! Es war für beide, als würde die Welt zusammenbrechen, als sie schreiend seine Wohnung verließ und jeder allein zu Hause die Decke anstarrte. Sie rief ihn mitten in der Nacht an und bat ihn um Vergebung. Er hörte ihre Verzweiflung heraus und lenkte ein, innerlich war er aber noch zwei Tage später nicht in der Lage, mit ihr zu schlafen.

Da sich diese Streitigkeiten in regelmäßigen Abständen von etwa vier Wochen wiederholten, behielt er das Muster des Rückzugs und Schweigens bei. Dies trieb sie in den Wahnsinn, meinte sie. Wenn er sich so zurückzog, nicht sprach und nicht reagierte, dann rastete sie aus und schlug manchmal auf ihn ein. Wenn er gehen wollte, stellte sie sich ihm in den Weg und blockierte den Ausgang. Wenn er sich in einem der Zimmer verschloss, dann brach sie die Tür auf. Sie kam sich vor wie eine Irre und konnte nichts dagegen tun. Ihre Panik war einfach zu groß und ihre Wut nicht kontrollierbar. Sie warf mit Gegenständen nach ihm, wenn er sie nicht in den Arm nehmen wollte oder den Sex verweigerte.

Ihm waren solche Gefühlsausbrüche nicht unbekannt, im Gegenteil: Neben seinem Entsetzen spürte er eine gewisse Vertrautheit, denn die meisten Frauen in seiner Familie hatten ein ähnliches Temperament und die Männer machten sich nichts daraus. Sie trafen sich schulterzuckend vor irgendeinem Campingwagen und betranken sich da, bis der Sturm vorbei war. Manchmal rasteten auch sie aus. Dann gab es Prügeleien, die von der Sippe geschlichtet wurden. Danach folgte eine allgemeine Aussprache und das Leben ging weiter. Diese Gelassenheit hatte er sozusagen mitgeerbt, daher machten ihm die Ausbrüche dieses rothaarigen Vulkans, mit dem er nun lebte, keine so große Angst. Das wiederum imponierte ihr; denn alle Männer vor ihm hatten sie an dieser Stelle verlassen.

Es bildete sich eine Symbiose zwischen beiden und die Reinszenierung kam in Gang. Nun hätte der Verlauf gutartig verlaufen können. Leider entwickelte sich die Beziehung in eine andere Richtung: Streit und Gewalt wurden zum Ersatz-Bindeglied. Außerdem waren sie nach außen hin isoliert. Außer ihren beruflichen Bekanntschaften hatten sie keine Freunde, da niemand, der sie näher kannte, die Heftigkeit ihrer Streitigkeiten ertrug. Von ihren Familien waren sie sowieso ausgestoßen worden. Dadurch waren sie emotional noch mehr aufeinander angewiesen.

Man kann bei diesem Fall durchaus sagen, dass die Krankheit dieser Beziehung zunächst die Beziehung aufrechterhielt und die Bindung garantierte. Daher können wir hier von einem Krankheitsgewinn sprechen. Auf der anderen Seite waren beide einem hohen Leidensdruck ausgesetzt, der ihre seelischen und körperlichen Ressourcen auffraß.

Allmählich bekam auch der Alkohol, als Mittel für Trost und Beruhigung, einen gefährlich hohen Stellenwert. Aber sie taten lange nichts, um diesen desaströsen Zustand zu verändern. Erst als ihr Arbeitgeber ihr mit einer Kündigung drohte, ließ sie sich in eine Klinik zur Suchttherapie einweisen.

Dort war auch seine Anwesenheit bei den Therapiegesprächen erwünscht und er nahm einige Male daran teil. Er verstand allerdings nicht, was am Zustand seiner Frau so ungewöhnlich war. Durch den kulturellen Unterschied war ihr Verhalten ihm vertraut und lag eigentlich »im grünen Bereich«. Er verstand nicht, warum Therapeuten seiner Frau die Diagnose »Borderlinestörung« diagnostizierten und dringend zu einer Therapie rieten. Er war sicher, dass nur der Alkohol an ihren Ausbrüchen schuld sei, und da könne man einfach durch Abstinenz etwas erreichen.

Sie musste es nur wollen, das habe er ihr schon oft genug gesagt. Daher sah er den Wert dieses ganzen Aufwands, mit Klinikaufenthalt und ambulanter Therapie, nicht wirklich ein und beeinflusste sie mit seiner kritischen Meinung über Psychiater und Therapeuten, »die nur Geld verdienen wollen!« Sie solle sich »nicht klein kriegen lassen!« (Erstaunlich ist seine Verteidigung der Frau, wo er ihr schon oft genug an den Kopf geworfen hatte: »Ach, du bist doch verrückt und musst mal zum Psychiater!«)

So begann eine Odyssee durch das weite Land der Psychotherapie: Sie fingen immer wieder eine Therapie an, unterbrachen sie, fingen wieder an, verschwanden wieder für einige Monate, meldeten sich wieder an und so weiter. Wenn die Therapeuten nicht mitspielen wollten und z. B. zur Trennung rieten, wechselten sie einfach die Einrichtung.

Hier wird nun klar, dass der sogenannte Krankheitsgewinn den vorhandenen Leidensdruck entscheidend beeinflusste. Krankheitsgewinn und Leidensdruck bilden ein gewisses Gleichgewicht, das einer Veränderung im Weg steht, so auch hier: **Stieg der Leidensdruck über den Krankheitsgewinn hinaus, meldete sich das Paar zur Therapie, sank der Leidensdruck unter den Krankheitsgewinn, brachen sie die Therapie ab.** Dieser Fall ist exemplarisch für viele Fälle in therapeutischen Einrichtungen, an denen die Mitarbeiter verzweifeln.

Ehe wir solche Patienten verurteilen, sollten wir bedenken, dass sie Opfer unbewusster Prozesse sind und nicht wirklich wissen, was sie sich selbst und anderen Menschen antun.

Wir können aber auch erkennen, dass der Krankheitsgewinn die Kehrseite der von uns sogenannten »heilenden Beziehungen« bildet. Solange die gutartige Funktion erhalten bleibt und dem Paar eine Stabilität durch die Wiedergutmachung früh erlittener Schäden bietet, laufen die Beziehungen gut. In unserem Beispiel bot der Mann seiner Frau anfangs eine emotionale Versorgung, die sie mit keiner nebenbuhlenden Schwester teilen musste. Und sie bot ihm eine Konstanz der Bindung und Beständigkeit, die er bis dahin nie kennengelernt hatte. Wenn aber die negative Übertragung, also das Wiedererleben der versagenden Mutter oder des »treulosen« Vaters, überwog, kippte das System in eine destruktive Eskalation, die alles zerstörte, was vorher, in der heilenden Beziehung, an Sicherheit aufgebaut worden war.

Nun wollen wir eine weitere Ambiguität und Ambivalenz untersuchen: das Zusammenbleiben und das Auseinanderdriften in Beziehungen. Wie schon weiter oben besprochen gibt es offenbar zwei Kräfte, die gegeneinander wirken, wie allgemein im Universum die zentrifugale und die zentripetale Kraft. Das Ziel jeder Beziehung ist es, ein gesundes Gleichgewicht zwischen Bindung und Autonomie zu erhalten.

Kann eine solche Verstrickung bewusst gemacht und aufgelöst werden und können die entstandenen, negativen »Feindbilder« sich ändern?

Machbar ist das schon. Es ist alles eine Frage der Geduld, bis zum Bewusstwerden der Interaktion in der Beziehung. Und wenn beide Partner sich ihrer Chancen nach einer bewussten »Herstellung« von Glück bewusst sind, dann gelingt es auch, das Schicksal zum Positiven zu wenden.

4.3 Die Chancen der Übertragung

Bevor wir nun auf die Chancen der Übertragung eingehen, lohnt es sich, einen kurzen Blick auf die negativen Auswirkungen der Übertragung zu werfen, denn schließlich gehören die dadurch erzeugten neurotischen Probleme zu den sogenannten Krankheitsbildern.

Die Tragik bei fast allen neurotischen Problemen ist, dass ihre Ursachen unbewusst sind, genauso wie die eigentliche Kausalität des von ihnen produzierten Unglücks. Das Leben in der Übertragung wird als real empfunden und unreflektiert ausagiert. Im Extremfall ist die Neurose vergleichbar mit einem Dasein in einer perfekten, virtuellen Realität.

Anders sind zum Beispiel heftige Panikattacken nicht zu verstehen. Es erfordert sehr viel Bewusstseinsarbeit, diese Übertragung *erstens als eigene Konstruktion* wahrzunehmen und *zweitens* deren Folgen als selbst generiert zu erkennen.

So können Eheleute in negative Zuschreibungen und gegenseitige Schuldzuweisungen verfallen, die genährt sind aus Übertragungen. Gerade wenn ein Paar beispielsweise zweieinhalb Jahrzehnte lang gewohnt war, sich gegenseitig die Schuld für die destruktive Kommunikation und das Nachlassen der Liebe zu geben, fällt es schwer, diese eingefahrenen Muster zu verlassen und einen anderen Umgang mit der Schuldfrage zu erlernen.

Dabei liegt genau hier eine ungenutzte Chance der Übertragung: Sie ermöglicht es uns, Fehlentwicklungen unserer Kindheit in der aktuellen Beziehung zu korrigieren. Das gilt für viele zwischenmenschliche Beziehungen, seien es Paarbeziehungen, therapeutische oder andere Beziehungen.

Schauen wir kurz auf die therapeutische Beziehung: Die Aufdeckung und Bewusstmachung der Übertragung ermöglichen es, die frühere Beziehung zu den Eltern, wie sie erlebt wurde und welche Muster sie produziert hat, wahrzunehmen. In einer therapeutischen Beziehung sind allerdings die Möglichkeiten einer Wiedergutmachung erlittener Schäden begrenzt. Die Therapeuten müssen eine sogenannte professionelle **Abstinenz** einhalten, die ihnen nicht erlaubt, mehr als nur ein Wohlwollen dem Patienten entgegenzubringen. Eine Liebesbeziehung in der Therapie hat meistens verheerende Folgen und ist daher tabu. Daher bekommt die Übertragung oft eine eher negative Zuschreibung: Sie wird als Hinderungsgrund angesehen, eine reife Beziehung aufzubauen. Sie wird behandelt wie eine Beziehungsstörung.

Wir sehen hier die Dinge anders. Denn die Liebe ist – in gewisser Weise – immer auch eine Übertragungsliebe. Sie entspringt der gemachten Erfahrung in der primären Liebesbeziehung zu den Eltern.

Warum soll man sie also misstrauisch beäugen? Es mag verwunderlich klingen, aber **durch die Übertragung und die sie begleitende Regression kann das Individuum in der Paarbeziehung die alten, belastenden Muster auch ablegen oder korrigieren**. Das Individuum tut dies aus der Liebe und Fürsorge heraus, die es für seinen Partner empfindet. So erhalten beide die Chance, in einer Art Wiedergutmachung, die Liebe ihres Partners zu nutzen, um sich als liebenswert zu empfinden und dadurch frühere Abwertungen und die eventuelle Lieblosigkeit in ihren Herkunftsfamilien auszugleichen.

In der Liebe kann der Mensch gefahrlos regredieren, sich angenommen fühlen, sich anlehnen und vielleicht zum ersten Mal so etwas wie Konstanz und Zuverlässigkeit in einer Bindung erleben. Denn die Übertragung lässt uns nicht nur die negative, frühe Erfahrung in der Beziehung zu den Eltern wieder erleben, sondern sie ermöglicht es uns, die alte Sehnsucht nach Liebe nachträglich und in ihrer kindlichen Erwartungshaltung zu befriedigen.

Dies geht natürlich nur zu einem gewissen Teil, und man muss sich immer wieder sich aus der Regression, aus der warmen Umarmung der ehelichen Liebe, lösen können, um zurückzukehren in die harte Realität, mit all ihren Anforderungen an das erwachsene Ich. Aber die Zeit zusammen und die gemeinsam verbrachten Jahre in einer Partnerschaft können sehr heilsam sein. Es ist eben beides möglich: die Wiederholung des kindlichen Dramas, die Reinszenierung des Unglücks, aber auch die nachträgliche Erfüllung vieler Sehnsüchte nach zuverlässiger Bindung und Liebesglück.

Dazu gehört aber eine gewisse Bewusstheit über die Chancen, die uns eine stabile Partnerschaft bietet. Wenn wir die Chance nicht erkennen, können wir sie auch nicht ergreifen. Und meistens ist leider der negative Sog der Reinszenierung von Unglück stärker als das Bemühen nach Erhaltung und Pflege der Beziehung. Ein Kind kann nichts dafür, wenn es vom Schicksal benachteiligt wurde und in einer zerstrittenen, instabilen Familie aufwuchs; aber ein Erwachsener kann sehr wohl sein aktuelles Familienleben so gestalten, dass er dem Fluch des Wiederholungszwangs widersteht.

Wir nehmen wieder Bezug auf unseren Fall weiter oben, die Familie Müller: Die Ehefrau wuchs in einer – räumlich und geistig – engen Familie mit drei anderen Kindern auf. Sie musste sehr früh schon Verantwortung für ihre Geschwister, aber auch für ihre Eltern übernehmen: Der Vater war Alkoholiker und die Mutter litt wahrscheinlich unter einer Angstneurose mit depressiven Zügen. Dann wurden auch noch ihre Geschwister zum Problem: Der eine Bruder versuchte, sich das Leben zu nehmen, und die Schwester litt an Bulimie.

Frau M. hat nie gelernt, an sich zu denken, und durfte kein unbeschwertes Kind sein, sondern musste Ersatzmutter sein. Dies prädestinierte sie für ihre Rolle als Ersatzmutter ihres Mannes. Gleichzeitig hasste sie diese Rolle und hörte nicht auf, darüber zu klagen. Passenderweise reinszenierte sie ihre ambivalente Problematik durch ihre Partnerwahl.

Ihr Mann war ein teilweise ungeliebter Sohn einer im Stich gelassenen Mutter, der diese ständig an die verpassten Möglichkeiten ihres Lebens erinnerte. Er musste früh seinen Unterhalt verdienen, indem er als Verkäufer im Kaufladen seiner Mutter arbeitete und ihr den fehlenden Partner ersetzte. Dafür hasste er sie und rächte sich an Frauen, mit denen er in einer Beziehung war, indem er sie als frei verfügbare Huren behandelte. Dafür akzeptierte er deren Ambivalenz und Dominanz über ihn, als Reinszenierung seiner Mutterbeziehung.

Vieles vom aktuellen Unglück eines Menschen ist – bei näherem Hinsehen – die Folge einer Reinszenierung unbewusster und ungelöster kindlicher Konflikte.

Daher kann man als Motiv für die Paarbindung die neurotische Reinszenierung anzusehen; jedoch nicht nur im negativen, selbstschädigenden Sinne, sondern auch als Versuch, in einer neuen, vom heutigen Erwachsenen selbst entworfenen Familie die früheren Konflikte und Schädigungen aufzulösen, um sich selbst dabei zu heilen. Allerdings muss man zunächst einmal die unbewussten Motive wahrnehmen und in ihrer Tragweite ermessen können, damit man nicht in den Wiederholungszwang verfällt, der ja eine permanente Reinszenierung ohne Auflösung wäre.

Hierzu ist es auch hilfreich, sich der grundsätzlichen Ambivalenz dieses Lösungsversuchs bewusst zu sein. Denn zurück in die Vergangenheit bedeutet auch zurück in den Schmerz, das seelische Leid und die Einsamkeit. Aber der Unterschied ist, dass wir alle in der aktuellen Partnerschaft nicht allein damit fertig werden müssen. **Mit etwas Glück könnten wir – in einer gelungenen Partnerschaft – eine Begleitung an der Seite haben, die sich dem damaligen Schicksal mit uns stellen will und unser innerer Zeitzeuge wird: Sie lernt unsere Familie kennen, versteht die Wechselwirkung innerhalb unseres Familiensystems besser, weil er oder sie noch unbeteiligt ist, liebt uns vielleicht sogar mehr, als unsere eigenen Eltern es je taten.** Das ist das Prinzip einer heilenden Beziehung!

Dies alles lässt uns bei der Partnerwahl hoffen (ob bewusst oder nicht), dass wir es jetzt besser schaffen könnten, in der Lösung weiter zu kommen als allein. Damit meinen wir eine Beziehung, die sich – im Falle des Verlustes der Beziehung zur Ursprungsfamilie – noch immer die Liebe und den Schutzraum der eigenen, neuen Familie bewahrt. Jetzt erhält man vielleicht Solidarität, Rückenstärkung und Trost, wenn man sich den bösen Geistern aus der Vergangenheit stellt.

Von den vielen Fällen, die wir in den letzten Jahren hatten, ist ein besonders interessanter Fall, der exemplarisch dienen kann für die sogenannte heilende Beziehung. Es geht um einen Mann mittleren Alters, der wegen Depression und schizophrener Reaktionen zu mir in die psychotherapeutische Praxis kam. Der Fall ist also aus der Psychotherapie und nicht aus der Eheberatungspraxis, aber er beschreibt sehr gut die Wirkung einer positiven Beziehung, selbst auf die Befindlichkeit eines schwer kranken Menschen.

*Der junge Mann, nennen wir ihn **Paul**, war vor seiner Eheschließung lange in psychiatrischer Behandlung. Er litt, gemäß Schulmedizin, an akuten schizophrenen Schüben, die mit hohen Dosen von Psychopharmaka einigermaßen in Schach gehalten wurden. Er nahm zeitweilig auch Beruhigungsmittel, Antidepressiva, ein Mittel gegen psychotische Reaktionen und verschiedene andere*

Tabletten, auch gegen Asthma und Schlafstörungen. Kurzum: Eine ganze Apotheke begleitete ihn durch sein junges Leben.

Mit 19 Jahren, kurz nach dem Abitur, kam die erste psychotische Reaktion. Als die Eltern nach Hause kamen, fanden sie ihn im Gespräch mit dem Fernseher, als würde der Nachrichtensprecher sich mit ihm unterhalten. Er war überzeugt, dass ein Komplott des CIA gegen ihn geschmiedet wurde, und wollte vom Nachrichtensprecher mehr Einzelheiten hören. Die Eltern waren alarmiert und reagierten entsetzt und hilflos; sie ließen ihn durch den Hausarzt in die Psychiatrie einweisen, wo er beim ersten Mal sechs Wochen, zwei Jahre später dann noch einmal vier Wochen interniert wurde.

Jedes Mal, wenn er ein Gespräch mit dem Psychiater hatte, versuchte er, diesem klarzumachen, dass er sich zu Hause nicht wohl fühle, und wollte erfahren, ob die andauernden Streitigkeiten seiner Eltern nicht die Ursache für seinen Zustand sein könnten. Er bekam aber jedes Mal die Antwort, dies sei nicht so. Seine Krankheit käme vom Alkoholmissbrauch, den er seit Beginn seiner Pubertät hatte, gepaart später auch noch mit Cannabis und Kokain, die er oftmals bei Stresssituationen in der Familie als eine Art innere Flucht verwendete.

Für die Psychiatrie war der Fall klar: Paul litt an einer drogeninduzierten Psychose, Punkt! Es gab keinen Grund weiter zu forschen, denn die Symptomatik war klar und deutlich dem Missbrauch von Betäubungsmitteln zuzuordnen. Jeder Versuch des Patienten, vielleicht auch die Belastungen durch die – seit seiner Kindheit andauernden – Streitigkeiten der Eltern als Ursache anzuführen wurde von den Psychiatern wie eine Glaubensfrage behandelt, die erstens unbeweisbar war, zweitens nicht therapierelevant sein konnte. Das Einzige, was half, waren die Tabletten, Gespräche würden nichts nutzen, und erst recht nicht die Verschiebung der Mitschuld auf die Eltern.

Diese Erklärungen kamen den Eltern sehr entgegen. Sie ahnten zwar ihre Beteiligung an der Krankheit ihres Sohnes, wollten ihn unterstützen und ihm mit allen Mitteln helfen, aber sie blieben ambivalent und teilweise ängstlich bezüglich der Frage nach den familiären Ursachen der psychotischen Ausbrüche.

Dennoch gingen sie auf den Wunsch des Patienten ein, einige Zeit nach seiner Entlassung aus der Psychiatrie eine Familientherapie aufzusuchen. So meldeten sie ihren Bedarf bei uns an, und es folgte eine Reihe von Sitzungen mit der Familie, die aber insofern ergebnislos blieb, als jedes Mal, wenn der Sohn Erinnerungen produzierte, die ihn belastet hatten, der jeweilige Elternteil sich mehr oder weniger empört verteidigte und ihm entweder Übertreibung oder Verdrehung der Realität vorwarf. Nach über einem Dutzend Therapiesitzungen mit der Familie entschlossen wir uns, die Eltern nur noch sporadisch bei Bedarf hinzuzuziehen, und ich übernahm die Einzeltherapie des Patienten.

Es vergingen einige Jahre, bis die Zusammenhänge der Familiendynamik mit der schizophrenen Reaktion eines einzelnen Mitgliedes der Familie herausgearbeitet werden konnte. Der Zustand des Patienten besserte sich, er zog von Zuhause aus, nahm sich in einem weit entfernten, als ärmlich geltenden Bezirk eine kleine Wohnung und unterbrach für lange Zeit den Kontakt zu den Eltern. Diese waren weiterhin bereit, seine Lebenskosten und die Therapiekosten zu übernehmen, und ich konnte ihnen abnehmen, dass sie die beste Lösung für ihren Sohn akzeptierten, solange er sie nicht diskreditierte.

Nach ca. zwei Jahren lernte Paul seine jetzige Frau Johanna kennen. Er verheimlichte ihr seinen Zustand nicht, im Gegenteil: Sie sollte und wollte alles über ihn wissen. Durch diese Gespräche mit ihr erlebte er zum ersten Mal in seinem Leben, dass ein anderer Mensch – außerhalb der Therapie, wo immerhin der Therapeut für seine Leistung bezahlt wird – ohne weitergehende Ansprüche sich für ihn und sein Schicksal interessierte.

Allein diese Erfahrung bewirkte eine erhebliche Verbesserung seines Zustandes. Immerhin müssen wir uns vergegenwärtigen:

Er litt unter Schlafstörungen, Gedankenflucht und Stupor, starken Unruhezuständen und Angstattacken, einem Grübelzwang und manchmal auch Bezugsideen.

Die Liebe zwischen beiden Menschen hatte einen erstaunlichen, heilenden Einfluss auf seinen Gesamtzustand. Er nahm sein Studium wieder auf und beendete es mit Auszeichnung, suchte sich eine Arbeitsstelle und fing an, einigen seiner früheren Interessen wieder nachzugehen. Die beiden besuchten Ausstellungen und gingen zu Vorträgen, schafften sich einen stabilen Freundeskreis, und bald war Johanna schwanger und sie beschlossen, ihr künftiges Leben zusammen zu verbringen.

Leider war diese Spontanremission nicht anhaltend; das hatte ich befürchtet. Als die alten Symptome nach und nach wieder sich verstärkten, wurde die Einzeltherapie in eine Paartherapie mit zwei Therapeuten umgewandelt. Jetzt ging es darum, die vielen Fragen der Ehefrau zum Zustand ihres Mannes und zur Prognose einigermaßen offen und ehrlich zu beantworten. Keiner von uns konnte garantieren, dass die Symptomatik des Mannes gänzlich verschwinden würde, ganz gleich, wie lange seine Therapie dauerte.

Für das Paar war jedoch schon ihre bisherige Erfahrung zusammen ermutigend; ihre Liebe und Solidarität hatten schon Wunder bewirkt. Insofern war es vorstellbar, dass eine regelmäßige Entlastung der Paarbeziehung durch therapeutische Sitzungen nach Bedarf die positive Grundhaltung der beiden immer wieder herstellen konnte. Hinzu kam, dass es Paul immer bewusster wurde, dass er sich nicht durch Abwendung von seinen Eltern und den Kontaktabbruch mit ihnen heilen konnte. Dies war eine verständliche Abwehrreaktion, aber keine Dauerlösung. Daher fing er vorsichtig an, den Kontakt zu seinen Eltern wieder auf-

zunehmen, aber nur zu bestimmten Anlässen, wie der Taufe des ersten Kindes, zu Weihnachten und anderen Feiern.

Durch die erneute Kontaktaufnahme wurden die sehr subtilen und komplizierten, krankmachenden Einflüsse der Familie immer bewusster. Es war klar erkennbar, dass die Eltern in einer symbiotischen und anal sadistischen Beziehung lebten, aus der sie sich nicht lösen konnten. Der Ehemann ging dauernd fremd, die Ehefrau ertränkte ihre Sorgen in Alkohol. Auch wurde deutlich, dass ihr Sohn früher für sie die Rolle eines Ersatzpartners und Amateurtherapeuten zugeschrieben bekommen hatte.

Die ganze Kommunikation in der Familie war voll gespickt mit Lügen und Leugnung. Der Vater leugnete seine Nebenbeziehungen, selbst als er ein Kind mit einer seiner Geliebten gezeugt hatte. Die Mutter leugnete ihren Wunsch, sich vom Vater zu trennen. Sie ließ die unerwünschten sexuellen Attacken ihres Mannes gegen sie geschehen und gehorchte wie eine Puppe, dabei ekelte sie sich vor ihm. All dies erfuhr der Sohn von ihr, er erlebte auch furchtbare Szenen zwischen den beiden, die ihn bis in die Gegenwart in der Erinnerung verfolgten.

Aber seine Loyalität und Liebe zur Mutter verhinderten die Ablösung von der Familie. Er konnte seine Mutter nicht allein lassen in diesem Schlamassel, mit diesem gefährlichen Mann, der ihr Leid zufügte, ohne dass sie eine Lösung in Sicht war. Paul hatte von Kindesbeinen an nichts anderes erlebt als die schizophrene Beziehung der Eltern. Dass er daran erkrankt war, wollte ihm keiner glauben, weder Verwandte noch Freunde, und noch nicht einmal die Fachleute in der Klinik. Die sogenannte »Schuld« wurde letztendlich ihm gegeben.

Dabei war es klar, dass die Benutzung von Betäubungsmitteln eine Reaktion auf die unerträgliche Realität in der Familie war. Er konnte räumlich nicht weggehen und seine Mutter verlassen, also ging er innerlich weg mithilfe von Drogen. Dass der übermäßige

Konsum von Drogen letztendlich die innere Grenze der Unterscheidung zwischen Wahn und Realität verwischt hatte, stimmte zwar, aber dies war nicht die Ursache für seinen Zustand. Er hatte insgesamt »versagt« und gab sich die Schuld dafür, den Konflikt seiner Eltern nicht gelöst zu haben, und sah keine Chance, seine geliebte Mutter zu retten.

Diese Konflikte verstärkten sich durch die Pubertät und die damit verbundene Wiederbelebung des Ödipuskonfliktes, den wir hier nicht weiter ausführen werden. Er sei bloß erwähnt, als erschwerende, zusätzliche seelische Belastung. Auch ohne die Theorie des Ödipuskonfliktes in Betracht zu ziehen ist allein schon die Pubertät, mit ihren vielen körperlichen und seelischen Umstellungen, ein Belastungsfaktor, der auch in intakten Familien zu Spannungen zwischen Eltern und Kindern führt.

Inmitten dieser stressigen Zeit kam es zu einer extrem unbedachten Handlung des Vaters: Er gab an, mit seinem Sohn einkaufen zu gehen, parkte das Auto mit dem gerade mal zwölfjährigen Knaben vor dem Haus seiner Geliebten und verschwand für ca. 1 Stunde. Den Jungen ließ er im Auto warten. Dieser wusste natürlich, was sein Vater nun tat, durfte aber mit niemandem darüber sprechen, auch nicht mit dem Vater selbst. Dies ist nur ein Beispiel von vielen Situationen, in denen der junge Mann das verrückte Gehabe der Eltern einerseits nicht verdrängen konnte, aber auch nicht ansprechen konnte, sondern verleugnen musste, um die Spannung zwischen den beiden nicht weiter zu erhöhen.

Ein Mensch, der so aufwächst, ist natürlich anfällig für zwiespältige Situationen. Der Missbrauch von Betäubungsmitteln mag zwar die Abgrenzung zwischen Realität und Traumwelt herabgesetzt haben, aber dies reicht bei Weitem nicht als Erklärung für die psychotische Reaktion. In ihr hatte der junge Mann endlich die Freiheit, die ganze Verwirrtheit rücksichtslos aus sich heraus zu lassen. Indem er »verrückt« wurde, brauchte er sich nicht mehr an verrückte Regeln zu halten:

Er konnte »beklopptes Zeug reden«, wie seine Mutter sein Verhalten beschrieb, ohne Angst zu haben vor den Folgen. Gleichzeitig konnte er die Eltern damit anklagen, ohne dies offen zu tun, nach dem Motto: »Seht mal, was ihr aus mir gemacht habt!« In der Psychose legte er endlich die schwere Last der Verantwortung nieder, die er seiner Mutter gegenüber empfand, und konnte den Hass auf den Vater ausleben.

Psychotische Reaktionen sind bei Kindern von Streitpaaren nicht selten. Sie müssen nicht so ausgeprägt sein, dass sie psychiatrisch auffällig werden. Es gibt schizophrene Reaktionen, die nicht weiter auffallen, weil Kinder und Jugendliche sie mit Alkohol und Drogen sehr gut kaschieren können. Denn auch unter dem Einfluss von Betäubungsmitteln kann man »beklopptes Zeug reden«, und es fällt keinem auf, dass es nicht die Wirkung der Drogen ist, die die seelische und geistige Desintegration auslöst. Aber selbst wenn man nicht so weit gehen will, so sind psychische Störungen in Streitfamilien vorprogrammiert.

Kehren wir zurück in die Aktualität des Lebens von Paul und Johanna. Auch Johanna hat natürlich eine Vorgeschichte, die sie für diese Rolle der Pflegerin prädestiniert: Ihr jüngerer Bruder war der Symptomträger in der Familie gewesen, derjenige also, der an der Disharmonie und der häuslichen Gewalt am meisten gelitten hatte und von den Eltern als »hysterisch« bezeichnet wurde. In der Pubertät war er derjenige, der tobte, sich ritzte und an wechselnden psychosomatischen Störungen litt. Johanna war die Einzige, die ihm Verständnis und Solidarität entgegenbrachte und von den Eltern meistens dafür gelobt wurde, als die »heilige Johanna«, aber manchmal auch abgewertet wurde für ihre Solidarität mit dem Bruder. »Dann sieh doch mal zu, ob ihr nicht besser ohne uns klarkommt! Ihr könnt von mir aus ins Heim gehen«, hatte der Vater im Zorn einmal gesagt.

Johanna konnte es kaum abwarten, mit 18 von zu Hause aus-
zuziehen, und verfiel zwar nicht dem Drogenkonsum, aber sie
konnte keine feste Beziehung halten. Jedes Mal fühlte sie sich
missbraucht und eingeengt und musste ausreißen. Erst in der
Begegnung mit Paul fühlte sie eine Art Seelenverwandtschaft,
die ihr übernatürlich vorkam. Immerhin war Paul ein sehr sanfter
Mann, der sie freundlich behandelte und bei Streit eher depressiv
reagierte. Er war für sie eine Art Anti-Vater, von dem sie sich nie
bedroht fühlen musste. Im Gegenteil, diese Mischung aus Mit-
leid und dem Wiedererkennen von Anteilen ihres Bruders in ihm
wirkte sehr vertraut.

Insofern taten sich die beiden gegenseitig gut und genossen die
gemeinsame Solidarität gegen ihre elterlichen Familien. Sie hat-
ten einen gemeinsamen Außenfeind, aber ohne gleich in einer
»Folie à deux« zu leben. Außerdem hatten sie viele Freunde,
meistens etwas »schräge, unangepasste Typen«, wie sie es selbst
beschrieben.

Die Geburt des ersten Kindes schmiedete sie noch mehr zusam-
men und ihre Solidarität wuchs dadurch noch mehr. Sie wollten
auf keinen Fall dieses Kind so belasten, wie sie selbst belastet
worden waren, und gingen von Anfang an sehr umsichtig mit
ihm um. Die Paartherapie und die Einzeltherapie waren für sie
Hilfsmittel, mit denen sie sich schützen wollten vor dem Wieder-
holungszwang. Denn sie ahnten sehr wohl, dass unbewusste Pro-
zesse genau diese Gefahr in sich bargen. So sahen sie selbst ihre
Beziehung als einen Ort der Heilung und der Unterbrechung der
kranken, familiären Delegation ihrer Eltern, die möglicherweise
schon über Generationen weitergereicht worden war.

Die Bindung dieses Paares zeigt deutlich, wozu eine gute
»Symbiose« fähig ist: Neben ihrer Realität als solidarische
Gemeinschaft kann sie dem kranken Partner eine heilende Be-
ziehung bieten, die jenseits der Therapie stabilisierend wirkt.
In unserem Beispiel wurde bei Paul so die Reinszenierung

erkannt, aufgedeckt und einer Lösung zugeführt. Außerdem konnte er, mithilfe der psychoanalytischen Therapie, der Falle des Wiederholungszwangs ausweichen und einen neuen, gesunden Entwurf seines Lebens realisieren.

Die sonst unbewusst wirksam ablaufenden Wiederholungsmuster wurden in der Therapie regelmäßig und rechtzeitig aufgedeckt. So konnte das »alte Programm« bewusst »überschrieben« werden, wie ein Bug, der die Fehler in einem PC Programm korrigiert oder »Malware« und »Trojaner« aus der Kindheitsgeschichte immunisiert.

Unserer Meinung nach hat die Psychoanalyse diesen positiven Aspekt der therapeutisch begleiteten Reinszenierung zu wenig beachtet. Stattdessen wurde bei fast jeder symbiotischen Partnerwahl nach den negativen Auswirkungen der Beziehung gesucht und die Ressourcen dieser Partnerwahl wurden unterschätzt.

So hat die neurotische Partnerwahl, wenn sie nur die negative Zuschreibung erhält, den Vorrang bei der Analyse von Beziehungen erhalten und nicht die Frage nach dem Aspekt der Wiedergutmachung, die in der Reinszenierung auch enthalten ist. Denn »erstaunlicherweise« können gutartige Reinszenierungen auch ohne therapeutische Begleitung auskommen und zu einer Spontanremission führen. Aber da diese Paare nicht zur Therapie gehen, erfahren die Therapeuten nichts davon, außer, wenn das Paar dem Bekanntenkreis angehört.

4.4 Freuds Konstrukt psychischer »Instanzen«

Wir haben nun die Reinszenierung als Teil des Wiederholungszwangs bei neurotischen Störungen ausgiebig kennengelernt und auch festgestellt, dass sie nicht nur negative Ergebnisse hervorbringen muss. Wir wissen aber noch nicht genug über die Theorie jener psychischen Störungen, die das Scheitern dieses Versuchs einer Selbstheilung vereiteln. Demnach brauchen wir mehr Informationen aus der psychoanalytischen Neurosenlehre.

Zum besseren Verständnis dieses Konstrukts ist die Darstellung seiner Entstehungsgeschichte wichtig. Wir möchten uns dafür eine angemessene Zeit nehmen und hoffen, dass die Lesenden nun ihre sicherlich gestiegene Neugier an den Prämissen der Psychoanalyse befriedigen wollen und uns folgen. Dabei können sich durchaus auch Wiederholungen des bisher Gesagten ergeben. Aber sie stehen in einem anderen Kontext und scheinen uns unvermeidlich.

Zum Beispiel haben wir schon einmal Freuds Problem erwähnt, an der Schwelle zum 20. Jahrhundert, also in einer Zeit der Hinwendung zur strikten Naturwissenschaft den Entwurf eines »Seelenapparates« zu entwickeln, der von den Ärzten und Psychiatern seiner Zeit akzeptiert werden konnte. Damals stürzten sich die Neurologen und Psychiater eher auf die neuen Errungenschaften der Chemie und Pharmakologie sowie der Physik (Mechanik und Elektrizität), als auf nicht konkrete, okkult erscheinende »psychische Prozesse«. Schon deswegen galten Begriffe wie »unbewusst« oder »verdrängt« eher als Überreste der animistischen Sicht in der Psychiatrie.

Freuds Psychoanalyse wurde im deutschsprachigen Raum bestenfalls belächelt, schlimmstenfalls als »kranke Ausgeburt« eines jüdischen Spinners abgewertet. Die Diskriminierung »jüdischen Gedankenguts« hatte schon Fahrt angenommen und wurde sogar salonfähig, die Fronten verhärteten sich, auch innerhalb der Psychiatrie, immer mehr. Es gelang Freud nicht, eine Professur zu bekommen, weniger wegen fehlender Kompetenz als aus antisemitischen Gründen. Daher ist das Schicksal der Psychoanalyse in Europa und speziell im deutschen Sprachraum von dieser Distanzierung der »anerkannten« Psychiatrie zu Freuds Theorien geprägt.

Bis heute lehnen viele Psychiater den Zusammenhang zwischen psychischen (und erst recht psychiatrischen Störungen) und der familiären Vorgeschichte der Kranken ab und konzentrieren sich auf die pharmakologische Behandlung. Auch die wirtschaftlichen Interessen der Pharmaindustrie und der Krankenversicherungen sind einer unvoreingenommenen Beschäftigung mit dem Unsichtbaren, der »Seele« und der »Tiefenpsychologie« eher verschlossen. Insbesondere das »Unbewusste« stößt so manchen Arzt und Psychiater regelrecht ab.

Dabei ist die Annahme eines Unbewussten sicherlich lange vor Freud bei vielen, auch »arischen« Autoren, Ende des 19. Jahrhunderts formuliert worden. Schon die Entdeckung der Hypnose, anfangs als »*Mesmerismus*« bekannt, war eine damalige Sensation. Franz Mesmer hatte etwa um 1760 eher zufällig entdeckt, dass Menschen in Trance versetzt werden können, wenn er in einer bestimmten Art und Weise mit ihnen sprach und sie dabei berührte. Später folgten ihm viele Wissenschaftler und entwickelten immer ausgeklügeltere Methoden der Verhaltensbeeinflussung (posthypnotische Aufträge genannt), und die Hypnose als Heilbehandlung erfreut sich heute noch großer Beliebtheit.

Freud selbst benutzte anfangs auch die Hypnose, hatte er doch selbst in Frankreich bei Charcot diese Methode kennengelernt, ließ sie aber dann fallen. Erstens, weil ihre Wirkung nicht anhaltend genug war, zweitens, weil die Ursachen von

Konflikten die hinter bestimmten Krankheiten (Neurosen) verborgen waren, weder bewusst gemacht noch beseitigt wurden. Oft genug war die »Heilung« durch Hypnose für ihn nur eine Symptomverschiebung.

Er entschied sich daher schon sehr bald für die sogenannte »*freie Assoziation*« als Ersatz, bei der die Patienten zwar auf einer Couch lagen, wie vorher bei der Hypnose, aber nicht in tiefe Trance versetzt wurden, sondern nur berichten sollten, was ihnen gerade einfiel. Ganz gleich, was es war: Ob Gedanken, Gefühle, Bilder oder körperliche Empfindungen, alles sollte gesagt werden dürfen.

Das Erstaunliche war, dass durch die freie Assoziation sich durchaus logisch nachvollziehbare Ketten von Gedanken bildeten, die zur Aufdeckung verdrängter, also unbewusst gewordener Konflikte führten. So bekam das Unbewusste, durch das Phänomen der Assoziation, allmählich einen sinnhaften Inhalt. Es enthielt, neben den vielen, problemlosen unbewussten Prozessen auch deutliche Themen und Muster, die das Symptom der Patienten erklärten und den dahinter verborgenen Konflikt lösbar machten.

So wurde deutlich, dass im Verlauf der Erziehung sich zwangsläufig Konflikte ergaben zwischen Kind, etwaigen Geschwistern, Eltern und anderen Bezugspersonen. Diese Konflikte blieben bei neurotischen Erkrankungen oftmals ungelöst. Sie wurden zwar »vergessen«, oder vielmehr aus dem Bewusstsein verdrängt, konnten aber über den Umweg der freien Assoziation wieder ins Bewusstsein gerufen und jetzt endlich gelöst werden. Auf diese Weise wurde die Annahme der **Verdrängung** als Theorem bestätigt.

Durch die immer wieder eingesetzte Verdrängung, so meinte Freud, entstünde eine Art großes Reservoir für verdrängte Konflikte, die – in der Summe, oder auch durch die emotionale

Heftigkeit einzelner Themen – den Erwachsenen ein Leben lang begleiten und ihn belasten, wie ein wachsender Schuldenberg. Des Weiteren entdeckte Freud, dass verdrängte Konflikte die Eigenheit besaßen, sich immer wieder Aufmerksamkeit und Gehör verschaffen zu wollen, zum Beispiel über körperliche Symptome, Fehlleistungen oder Beziehungskonflikte.

Er nannte dieses Phänomen das »Nachdrängen«. Damit beschrieb er die Ursache von Fehlleistungen, Fehlhaltungen und überhaupt von medizinisch/organisch nicht weiter erklärbaren Krankheiten, die er »Psychoneurosen« nannte. Sie seien das Ergebnis der Wiederkehr des Verdrängten, zwar mit immer noch unverständlichen Hinweisen an das Bewusstsein, sich endlich um die unerledigten Konflikte zu kümmern, aber eben nicht im »Klartext«. Offenbar gab es eine »**Zensur**« zwischen den einzelnen Bewusstseinsschichten.

Die sich daraus bildenden Symptome können sich auch in körperlichen Fehlfunktionen ausdrücken, dann sind sie »psychosomatisch« geworden und führen in die Irre, weil sie bei der medizinischen Behandlung landen, wo ihre Therapie nicht wirklich effektiv ist. Wie soll beispielsweise eine Menstruations- oder Erektionsstörung auf Dauer behandelt werden? Die Hormontherapie oder Viagra können zwar die Symptome reduzieren, aber sobald sie abgesetzt werden, ist das Symptom wieder da.

Um diese *Psychoneurosen* verstehen zu können, entwickelte Freud ein Konstrukt für psychische Prozesse, in dem das Selbst, sozusagen die Gesamtheit eines Individuums, aufgeteilt wurde in drei Teile, sogenannte *Instanzen*: dass ES, das ICH, und das ÜBERICH. Jeder dieser Instanzen schrieb er bestimmte seelische Qualitäten und Funktionen zu. Und jede Instanz hat einen – imaginären – »Ort«, wo sie sich entfaltet: den »Topos«. Das Zusammenwirken der Inhalte dieser Orte nannte er **Topik**.

4.5 Die Topik von Es, Ich und Überich

Unsere Quelle für die Ausführungen über die Psychoanalyse entstammt Freuds gesammelten Werke, Bd. 15:»Neue Folge der Vorlesungen zur Einführung in die Psychoanalyse«, London, 1945. Wir verzichten aus Platzgründen darauf, die einzelnen Passagen jedes Mal mit Seitenzahlen dieser Vorlesungen zu versehen.

Freud führte zwei neue, systemische Konstrukte des seelischen Apparates ein, genannt topische Strukturmodelle. Die erste Topik betrifft die Aufteilung des Bewusstseins in»bewusst, vorbewusst und unbewusst«, die zweite das aufgeteilte Selbst.

Im Folgenden wollen wir nun den Blick auf die konzentrierte Darstellung der zweiten Topik richten. Sie ist deswegen so wichtig, weil wir durch sie die Übertragung und den Wiederholungszwang besser verstehen können, und dadurch seine Auswirkungen auf enge Beziehungen, und da insbesondere auf Beziehungsstörungen erkennen werden.

In seiner zweiten Topik über die Selbstorganisation unterscheidet Freud das *Ich* von den beiden Spannungspolen der Triebdynamik: dem *Es* und dem *Überich*. Auch sie sind nur gedachte Orte, die sich aber in Inhalt und Funktion, voneinander unterscheiden. Das»ES« repräsentiert die Triebe, das»ICH« repräsentiert das Bewusstsein mit all seinen Funktionen, und das»ÜBERICH« repräsentiert das Gewissen und seine Sanktionen.

Das **Ich** ist (ab 1920) von Freud aber auch eine »Instanz« genannt worden, die sich aus dem **Es** heraus entwickelt hat, und zwar aus dem Kontakt und Austausch des Menschen mit seiner äußeren Realität. Später erkannten Freuds Nachfolger auch die Existenz eines rudimentären Ichs von Geburt an. In beiden Fällen stimmt dennoch die Annahme, dass das Ich sich in der Auseinandersetzung mit den beiden anderen Instanzen und der Außenwelt weiterentwickelt.

Das **Es**, als gedachter Ort (Topos) der Triebe, stelle Anforderungen nicht nur an das Ich, sondern auch an die Außenwelt, z. B. den Hunger beseitigt zu bekommen oder emotionale Kontakte zu erleben. Auch die Außenwelt beantwortet diese Ansprüche in einer bestimmten Art: *gewährend*, *versagend*, *ignorierend* oder auf spätere Zeiten *verschiebend*, *Ersatzbefriedigung anbietend* usw.

Um das zu konkretisieren, ist es naheliegend, das Bild einer Mutter mit ihrem Kleinkind zu benutzen: Das Kind fordert etwas und die Mutter reagiert in einer ganz bestimmten Art auf die Forderung: Sie geht darauf ein oder verweigert sich, lenkt ab, lässt warten, beruhigt oder fühlt sich überfordert und reagiert aggressiv usw.

Tatsächlich ist dieses Bild richtig, denn phänomenologisch gesehen (d. h. vom bloßen Betrachten des Sichtbaren her) geschieht der erste Kontakt des Neugeborenen mit der Außenwelt meistens als (körperlich bezogener) Kontakt mit der Mutter. (Wir wollen jetzt davon absehen, dass es schon im Mutterleib so etwas wie Kontakt zwischen beiden Organismen gibt, obwohl diese pränatale Prägung auch wichtig ist.)

Die Mutter ist also die erste **Repräsentantin der Außenwelt** und das Ich ist in erster Linie die **Schnittstelle zur Außenwelt** (hier zur Mutter) im Subjekt. Das Kind lernt die Mutter durch ihre Reaktionen kennen, noch ehe es sie optisch wahrnehmen kann. Das, was also das Es an »Erfahrung« macht, nämlich wie auf seine Forderung (nach Triebbefriedigung) reagiert wird, wird im Organismus gespeichert. *Diesen* Speicher von Erfahrungen meint Freud, wenn er vom *Ich* als *Instanz* spricht.

Die äußere Realität wird vom Organismus des Säuglings – des Kindes überhaupt – erst ganz allmählich als etwas **Außerhalb-von-sich-Seiendes** erkannt. Vorher ist alles noch viel ähnlicher der Situation im Mutterleib, wo die Einheit von Mutter und Kind regelrecht symbiotisch ist. Diese Symbiose hält auch nach der Geburt einige Wochen bis Monate an, ehe sie aufgegeben wird.

Der Organismus des Neugeborenen lernt dann, nach und nach, einen Unterschied zwischen »Ich-Selbst« und »Nicht-Ich« zu erkennen. Dieses Prinzip und das Bewusstsein darüber wird also recht früh erworben und wird das »Realitätsbewusstsein« genannt; dessen Repräsentanz im Organismus (im *Ich*) wird als das »**Realitätsprinzip**« bezeichnet.

Das *Es* dagegen repräsentiert das **Lustprinzip**; es »erzeugt« Bedürfnisse und Wünsche, deren Erfüllung dem gesamten Organismus Lust bereiten. So einfach ist das. Wenn diese Befriedigung nicht erfolgt, also *frustriert* wird, gibt es Ärger! Denn der Säugling hat gar kein Verständnis dafür, dass seine archaischen, primitiven Wünsche nicht erfüllt werden. Vor allem, weil sie ganz vitale, überlebenswichtige Bedürfnisse betreffen: Ohne Nahrung, Flüssigkeit und Wärme würde das Baby sterben! Daher kann es gar nicht anders, als zu schreien, bis es ernährt wird.

Die Natur hat das Überleben des Neugeborenen mit einer ganzen Reihe von (ganz schön lauten!) Warntönen und anderen Kompetenzen ausgestattet, z. B. das »Kindchenschema«, das unsere Instinkte als Erwachsene anspricht, und auch Ansätze von Lächeln.

Ob das Neugeborene überhaupt von seiner Geburt Kenntnis genommen hat, in dem Sinn, dass es nicht mehr am automatischen Versorgungsapparat im Mutterleib angeschlossen ist? Das wissen wir nicht genau. Aber es sieht eher so aus, als würde es sich jedes Mal wundern, dass es einen körperlichen Mangelzustand erlebt, wie Hunger bzw. Durst oder Kälte, den es vorher, *im* Mutterleib, gar nicht gab. Es kann wahrscheinlich nicht zwischen Ich und Nicht-Ich unterscheiden und es erlebt jede Störung seiner Homöostase (= erlebtes Gleichgewicht) als Bedrohung seiner Existenz.

Für die Analyse von Beziehungsmustern ist es schon jetzt aufschlussreich festzustellen: Manche Menschen übersehen den Unterschied zwischen ICH und NICHT-ICH auch als Erwachsene, während sie regressiv sind; sie stellen Forderungen oder haben Erwartungen an den Partner, die aus symbiotischen Bedürfnissen stammen! Und sie reagieren mit demselben, heftigsten Gefühl von Angst auf das Erleben ihrer Bedürftigkeit. Die Frustration des Bedürfnisses nach Zuwendung, Aufmerksamkeit und Wunscherfüllung erscheint genauso bedrohlich wie in der präverbalen Zeit ihrer Kindheit.

Eine weitere Frage in Bezug auf die Wahrnehmungssicherheit scheint wichtig zu sein: Wer nimmt was wahr? Wie »erkennt« der Organismus des Säuglings die inneren Reize (Hunger, Bedürftigkeit usw.), die von den Trieben ausgesandt werden? Wie »erkennt« er, dass es nur eine von außen kommende Hilfe gibt, um diese Triebreize zu befriedigen (Hunger stillen u. a.)? Freud gibt hierzu folgende Antwort: **Das ICH nimmt das alles wahr!**

Das Ich kann dies mithilfe seines *ausgebildeten* »Wahrnehmungsapparates« schaffen; wenn dieses aber noch nicht ausgebildet genug ist, um Bedürfnisse zu differenzieren, dann erkennt es noch nicht, *was* ihm genau fehlt, und auch nicht, *was* man dagegen tun kann (das erkennen die Eltern manchmal auch nicht!). Es entsteht nur ein allgemeines Unbehagen, eine undefinierbare Unlust, die sofort der Außenwelt (in Form von Geschrei) mitgeteilt wird. (Auch können wir bei Erwachsenen in der Regression ungefiltert dieselben Reaktionen feststellen: Sie schreien bei der kleinsten Frustration ihrer Bedürfnisse gleich los und können manchmal nicht sagen, was ihnen fehlt!)

Man kann sagen, dass körperliche Prozesse, genauer: defizitäre Zustände, wie Kälte oder Durst, unsere erste sowohl negative (bei der Versagung der Befriedigung) als auch positive (bei der Wunscherfüllung),»bewusste« Körperwahrnehmung sind.

So bildet sich das Ich in erster Linie (wie Paul Federn, ein Schüler Freuds, erkannte) aus dem »Körper-Ich« heraus. Am Anfang der Ich-Erfahrung, des »*Ich-Gefühls*«, steht also die Körpererfahrung, das *Körpergefühl*. Daher wird auch das Körpergefühl ein Leben lang unser Ich-Gefühl maßgeblich bestimmen. Wenn es uns körperlich nicht gut geht, sagen wir ja auch »Ich fühle mich nicht!«

Logisch: Die ersten Bedürfnisse sind ganz einfach körperliche: **die Haut** (sie friert, tut weh o. ä.), **der Magen** (knurrt vor Hunger, drückt bei Völle), **der Mund** (nimmt Speisen auf, schmeckt usw.), **der Darm** (bewegt sich, schmerzt bei Blähungen, empfindet Erleichterung beim Entleeren usw.). **Die ersten Ich-Erfahrungen sind also Körper-Ich-Erfahrungen.** Erst in zweiter Linie entstehen zu diesen Erfahrungen zugehörige **psychische** Erfahrungen (aus dem Hunger wird Bedürftigkeit, aus Kälte Angst und Verlassenheit, aus Schmerzen Aggression und Leid usw.).

Durch Differenzierung und Spezialisierung entsteht beim Neugeborenen ein komplexes System psychischer Erfahrungen durch die Wahrnehmung von Gefühlen und Affekten, die aus dem Körper-Ichgefühl stammen. Erst später kann das Ich als Wahrnehmungsinstanz zu einem handelnden Ich heranwachsen, das nun anfängt, seine Bedürfnisse immer stärker aktiv zu befriedigen. Erst kann es nur schreien, um die Mutter zu rufen; später kann es krabbeln, um zu einer Keksdose oder Trinkflasche zu kommen, usw.

Aus dem – anfangs recht primitiven – Funktionsumfang werden immer mehr **Ichfunktionen** und Aktivitäten entwickelt und nach und nach immer kompliziertere, raffiniertere Abläufe, die zu einer proaktiven Triebbefriedigung führen. Es dauert aber immerhin fast zwei Jahrzehnte, bis der Mensch seine Selbstständigkeit und Autonomie so weit entwickelt, dass er sich selbst vollständig versorgen kann.

Man muss leider hinzufügen: idealerweise ... Denn es gibt genug Beispiele dafür, dass Menschen von der Abhängigkeit von den Eltern nur in eine Abhängigkeitsbeziehung zum Ehepartner die Szenerie wechseln und die Ursprungsfamilie mit der neu gegründeten Familie austauschen. Sie möchten weiterhin passiv versorgt und verwaltet werden.

Die aktive Bedürfnisbefriedigung ist ein sehr wichtiger Lernprozess, der sehr früh stattfindet. Wird er – aus irgendwelchen Gründen – gestört, kann es später eine Erfahrungslücke beim Erwachsenen geben, die es ihm unmöglich erscheinen lässt, sich selbst zu versorgen. Ist dies der Fall, dann bleibt der Erwachsene in einer regressiven Abhängigkeit gefangen und wird nicht wirklich erwachsen.

Diese Phase der Selbst-Entwicklung und **Kompetenzbildung** wird noch einmal in der Pubertät thematisiert, bei der das Kind einen Entwicklungsschub zum Erwachsensein durchläuft. Noch einmal wird hier die Autonomie vorangetrieben, bis der Heranwachsende gelernt hat, **sich selbst zu versorgen und auch zu steuern**.

Das Ich ist dann aber mehr, als nur ein Speicher von Erfahrungen, es ist auch der »Ort«, in dem ganz bestimmte Funktionen des Organismus lokalisiert werden, z. B. die Fähigkeit, sich zu bewegen (die *Mobilität*), das *Erinnerungsvermögen*, die Fähigkeit zur differenzierten *Wahrnehmung*, das *Bewusstsein*, *das zielgerichtete Handeln, die Abwehr* und viele andere **Ichfunktionen.**

Das Ich wird also – mit der Zeit – zu einem eigenen, relativ autonomen Organismus innerhalb des »Selbst«. **Das Ich ist ein Sub-System des Selbst, z**u dem auch das Es und das Überich gehören.

Wir haben gesagt, dass dieses Sub-System nun zwei Hauptreaktionsweisen entwickelt hat, um auf Triebreize zu reagieren: Es kann verhältnismäßig aktiv nach außen werden (etwa die Mutter rufen), *aber* – aufgepasst, jetzt wird es interessant – **wenn von außen keine Reaktion erfolgt**, nimmt man an (aufgrund der Beobachtung von Säuglingen), dass es auch in der Lage ist, **eine gewisse Triebbefriedigung zu** *fantasieren*. Beispielsweise am Daumen lutschen, als Ersatz für die Mutterbrust.

Somit wird der Triebreiz zwar wahrgenommen, die zugehörige Sättigung erfolgt aber nicht. Es ist anzunehmen, dass nun das Ich – aus der bisher gemachten Erfahrung – sich an ein Bild erinnert (z. B. die Mutterbrust), dieses Bild dem Es ersatzweise anbietet und dabei den Daumen zum Mund führt und daran lutscht, **als ob** es die Mutterbrust wäre. Eine gewagte Behauptung zwar, aber die Entdeckung der Fantasie im frühesten Alter kann durchaus als gesichertes Wissen gelten. *Fantasie ermöglicht also eine Ersatzbefriedigung*, nicht nur im frühen Alter, sondern lebenslang.

Sicherlich haben Sie dieses Verhalten beobachtet und wissen, dass Säuglinge eine ganze Weile mithilfe dieses Ersatzes (z. B. eines Schnullers) ihren Hunger überbrücken können. Das ist eine *Ich-Leistung*, die bemerkenswert ist! Denn statt einer realen Befriedigung durch Triebabfuhr wird eine *Ersatzhand-*

lung»erdacht«, bei der man einfach annehmen muss, dass nicht nur der rein äußere, sichtbare Ersatz (Daumen) vom Ich dem Es angeboten wird, sondern auch *im Inneren ein entsprechendes Bild* von der nährenden Mutterbrust, mit allen dazu gehörenden körperlichen Empfindungen (auf der Hautoberfläche) entwickelt wird.

Erstaunlich genug, dass fantasierte Befriedigung – zumindest eine Zeitlang – genauso funktioniert wie die reale! Aber noch erstaunlicher ist nun Folgendes: Dieser Vorgang, also *die* Ersatzhandlung*, muss vom Ich auch unterschieden werden können vom realen Vorgang,* z. B. dem des Stillens. Das hört sich selbstverständlich an, aber genau gesehen ist es eine ungeheure Leistung des Bewusstseins, zwischen *Halluzination, Erinnerungssymbol* (Mutterbrust) und *realem Objek*t unterscheiden zu können.

Störungen dieser Funktion kennen wir genügend bei Erwachsenen. Findet keine ausreichende Unterscheidung zwischen Fantasie und Realität statt, dann führt dies z. B. zu Halluzinationen, wie in Psychosen und dem Verfolgungswahn bei schizophrenen Reaktionen.

Diese doppelte Abwehrleistung des Ich (einmal gegen den »Triebstau« und die daraus resultierende Angst, ein andermal gegen die Verwechslung von Fantasie und Realität) nennt Freud die Unterscheidung zwischen einem »Primär-« und einem »Sekundärvorgang«. Diese Unterscheidung entspricht derjenigen zwischen Lustprinzip und Realitätsprinzip. Und das sind sehr wichtige theoretische Bausteine zum Verständnis von seelischen **Anpassungsfunktionen**.

Diese beiden Funktionsweisen des psychischen Apparates (Primär- und Sekundärvorgang) können noch weiter differenziert werden: Der von Freud so genannte *Primärvorgang* bezieht sich auf das System »*Unbewusst*«. Dem dazugehörigen »*Primärmaterial*« (Träume, Fantasien, Halluzinationen, »innere Bilder«) steht das »**Sekundärmaterial**« entgegen. Das kann beispielsweise die reale Mutterbrust sein. Mithilfe des Sekundärvorgangs kann das Ich die *fantasierte* Mutterbrust dem Bewusstsein anbieten als Ersatz für die vermisste, reale Mutterbrust.

Es wird also ein für das Selbst unbewusster Vorgang vom Ich ausgelöst, mit dessen Hilfe eine »**Wahrnehmungsidentität**« hergestellt wird zwischen einer *Vorstellung* von Befriedigung und einer *realen* Befriedigung. Und das ist eine ganz schöne Leistung des Ichs: sich selbst Trost zu bieten mit einer Als-ob-Vorstellung, bis die wirkliche Mutter eintrifft. Dieser Abwehrvorgang (der Unlust) wird als **Ersatzbefriedigung** bezeichnet und ist übrigens auch die Basis für einen weiteren Abwehrmechanismus, genannt »**Verschiebung**«.

Aber nicht nur diese **Wahrnehmungsidentität** wird vom Ich geleistet, sondern die darauffolgende Abwehr der Halluzination muss auch erfolgen. Voraussetzung dafür ist die **Wahrnehmungssicherheit** zwischen Realität und Fantasie. Denn: Ein Verharren in der Halluzination ist nicht ohne Schaden möglich (wenn die Halluzination total und lang anhaltend wäre, würde das hungrige Kind verhungern, das frierende Kind erfrieren usw.). Es ist also notwendig, dass der Primärvorgang begrenzt wird und nicht zur anhaltenden Halluzination führt.

Psychische Primärvorgänge sind also: die »Selbsttäuschung« durch das Halluzinieren der Befriedigung, der Inhalt dieser Halluzination und die erzielte Reduzierung der durch den Mangel entstandenen Unlusterfahrung. Sekundärprozesse sind: die Erkenntnis der Halluzination als Produkt der eigenen Fantasieleistung und ihre Beherrschung. Dadurch werden die Primärprozesse gemäßigt und das Ich bestimmt über den Wahrheitsgehalt der Wahrnehmung.

Außerdem muss der Primärvorgang in einen Sekundärvorgang abgewandelt werden: »Erst das Ausbleiben der erwarteten (realen) Befriedigung, die Enttäuschung, hatte zur Folge, dass dieser Versuch der Befriedigung auf halluzinatorischem Wege aufgegeben wurde. Anstatt seiner musste sich der psychische Apparat entschließen, die realen Verhältnisse der Außenwelt umzustellen und die reale Veränderung anzustreben.« (Sigmund Freud, Ges. Werke, Bd. VIII, 3 Abhandlungen zur Sexualtheorie, S. 231).

Anders ausgedrückt, der Organismus versucht erst, durch **autoplastische** (in der Innenwelt stattfindende) Veränderungen der unangenehmen Unlust zu entgehen, die der unbefriedigte Triebreiz bei ihm ausgelöst hat (z. B. Hungergefühl wird durch Halluzination, die Mutterbrust zu bekommen, begrenzt), dann aber wird es gezwungen zu **alloplastischen** (in der Außenwelt stattfindenden) Veränderungen, um z. B. durch Schreien und Rufen der Mutter eine *reale* Befriedigung herbeizuführen.

Warum ist dies alles für uns hier wichtig? Weil in der Übertragung und Regression diese Prozesse reaktiviert und in der Beziehung ausgelebt werden. Ein Mensch, der frustriert ist, wird anfangs versuchen, sich durch Ersatzbefriedigung oder Tagträume zu trösten. Aber irgendwann fängt er an zu klagen, dann zu schreien und schließlich dem Partner zu drohen.

Wie viele Fälle von häuslicher Gewalt haben wohl diese Ursache, dass ein Erwachsener sich – immer noch oder schon wieder – wie ein verlassener Säugling fühlt, der allein nicht lebensfähig ist!? Und wie viele Selbstmorddrohungen beruhen auf dieser Furcht, an Einsamkeit zu sterben?

Wir haben hier das Ich als Organismus und Substruktur der Person in Aktion erlebt und fassen zusammen: Das Ich hat – unter anderem – folgende Funktionen (die es phasenweise erwirbt und differenziert):

- Reize mithilfe des Untersystems Wahrnehmungsbewusstsein wahrzunehmen,
- Reize umzuwandeln in Energie, mit dieser Energie entweder eine halluzinatorische (primärprozesshafte) oder reale (sekundärprozesshafte) Befriedigung zu erlangen.
- Ist dies nicht möglich, so muss das Ich sich so lange an die Realität anpassen (rufen, warten, sich selbst trösten), bis das Defizit beseitigt wird.

Das Realitätsprinzip scheint für das Ich *die* Gesetzmäßigkeit zu sein, nach der es sich zu richten hat, wenn es vom Es mit Triebreizen bedrängt wird. Es wird dabei auch vom Überich unterstützt, das auch die Repräsentanten der Außenwelt »enthält«, zum Beispiel der Eltern und anderer Autoritätspersonen. Aus alledem entsteht die sogenannte »Realität«. Sie ist daher subjektiv und lässt sich nicht transponieren.

Diese Realität wird stufenweise in den psychischen Apparat integriert und bildet den »Ich-Kern«, um den herum sich entsprechende »Ich-Funktionen« herausbilden, die dem Organismus die bestmögliche Anpassung an die Realität ermöglichen, mit deren Hilfe es seine Bedürfnisse optimal befriedigen kann.

Das Ich ist zu einem großen Teil unbewusst, d. h. viele seiner Funktionen laufen ohne bewusste Wahrnehmung ab. Hier einige Beispiele für unbewusste Funktionen:

- Das Ich kontrolliert die Mobilität und die Wahrnehmung,
- prüft und kontrolliert zu einem gewissen Maße die Realität, ordnet seelische Vorgänge nach *Zeitabläufen*,
- unterscheidet zwischen Ich und Nicht-Ich (Innenwelt – Außenwelt), zwischen nützlich – schädlich usw.
- All diese größtenteils unbewusst ablaufenden Vorgänge werden von den beiden anderen Instanzen Es und Überich mitbestimmt.
- Der Bezug zur Realität wird durch den Wahrnehmungs-

apparat hergestellt, der von diesen unbewussten Vorgängen beeinflusst ist.

- Das Ich nimmt Beziehung auf zu Objekten (andere Menschen oder Gegenstände), kann aber auch sich selbst als Objekt wahrnehmen und lieben.
- Diese Beziehung ermöglicht es dem Ich, im Einklang mit der Außenwelt, eine gelingende Bedürfnisbefriedigung zu erzielen. Zur Entstehung des Ichs haben wir einige Zitate Freuds ausgesucht:

Freud schreibt: Das Ich »hat sich aus der Rindenschicht des Es entwickelt, die durch ihre Einrichtung zur Reizaufnahme und Reizabhaltung in direktem Kontakt mit der Außenwelt (der Realität) steht. Es hat von der bewussten Wahrnehmung her immer größere Bezirke und tiefere Schichten des Es seinem Einfluss unterworfen ...« (Sigmund Freud: »Abriss der Psychoanalyse« Ges. Werke XII. S. 129).

»Es [das Ich] bemüht sich auch, den Einfluss der Außenwelt auf das Es und seine Absichten zur Geltung zu bringen, ist bestrebt, das Realitätsprinzip an die Stelle des Lustprinzips zu setzen, das uneingeschränkt im Es regiert. Die Wahrnehmung spielt für das Ich die Rolle, welche im Es dem Trieb zufällt.« (G.W. XIII, 1923, S. 252-253).

»Das Ich ist in letzter Instanz von den körperlichen Empfindungen angeleitet, vor allem von denen, die von der Oberfläche des Körpers herrühren. Es kann also als eine seelische Projektion der Oberfläche betrachtet werden neben der Tatsache [...], dass es die Oberfläche des seelischen Apparates ist.« (Das Ich und das Es, 1923, S. 240).

Wir erkennen jetzt immer deutlicher, was Freud mit dem Begriff des Ich zusammenfassen wollte: Das Ich ist eine lebendige Gestalt, die sich vom Hintergrund des (chaotischen) Es abhebt, von dem sie aber gleichzeitig mit Libido-Energie versorgt wird (das Es liefert quasi Benzin für den Motor des Ichs). Freuds Anweisung für die Therapie und sein Verständnis von dem, was unter Gesundheit zu verstehen ist, lautet dementsprechend: »Wo Es war, soll Ich werden«! (1933, Neue Folge der Vorlesungen in die Psychoanalyse, GW XV).

Aus dem Chaos des primärprozesshaften Materials (unbewusste Triebwünsche, abgewehrte Impulse und Konflikte und überhaupt unbewusstes Material) sollen die **Erkenntnis** und das **Bewusstsein** erweitert werden um die Dimension der Tiefe, der Innenschau zwecks Selbsterkenntnis, der Anpassung, Lebens- und Liebesfähigkeit.

Nur wer bewusst erkennt, *was* in seinem Inneren für die Widersprüche und die Entstehung von Konflikten mit sich und der Außenwelt verantwortlich ist, der kann eine bewusste, durch Einsicht getragene Entscheidung fällen und sein Ich befreien vom inneren, energieraubenden Abwehrkampf. Wenn dieser Abwehrkampf anhält, den die unbewussten Anteile des Ich mit dem Es, dem Überich und mit der Realität führen müssen, kann das Ich ermüden, verarmen und schließlich desintegrieren. Es entstehen dann krank machende Kompromisse, also Symptome. Je nach Intensität der Belastung durch die Abwehrarbeit können diese Symptome zu Grenzerfahrungen (Borderline Störungen) führen, bis hin zur Psychose.

Am Anfang einer jeden Therapie steht also die »Analyse«, die innere Erforschung der Frage: »Was ist los in mir? Wie mache *ich* mich unglücklich?« Erst wenn diese Fragen beantwortet werden, kann langsam die nächste gestellt werden: »Wie kann ich meinen Zustand verändern?«

Die Antwort darauf wiederum ist das, was Freud mit »Durcharbeiten« meinte: Gewonnene Selbsterkenntnisse werden vom Ich ausgewertet und umgesetzt in Handlungsanweisungen an das Selbst, zum Zweck einer adäquateren Problemlösung der bisher verdrängten Konflikte.

Mit der Formulierung des »Ichs« hat Freud jene Instanz lokalisiert, mit der sich jeder Therapeut oder Eheberater verbinden muss, um zu helfen. Man sagt: Der Therapeut bemüht sich, **mit den gesunden Ich-Anteilen des Kranken ein Bündnis zu schließen, um seine gestörten Anteile zu heilen.** Insofern ist – bei diesem Modell – jeder Patient auch sein eigener **Hilfstherapeut**, und dasselbe gilt für die Paare in der Paartherapie: Sie sind Co-Therapeuten!

Es bleibt noch zu ergänzen, dass wir bei Paaren ebenso von einem **Paar-Ich** sprechen können; gemeint ist jener Anteil der Beziehung, der reflexionsfähig ist und, ähnlich den Ich-Funktionen, das gesunde Funktionieren der Beziehung bisher »beaufsichtigt« hat und auch heilen kann; während jener kranke Anteil, der die Beziehung angreift und zerstören will, zunächst als Ich-fremd isoliert und als gemeinsamer »Feind« gekennzeichnet werden soll. **Das ist die Basis unseres ABC Modells.**

Hier wie dort, beim individuellen, wie beim Paar-Ich werden wir auf etwas stoßen, was Freud den **Widerstand** genannt hat: Die kranken Ich-Anteile haben mit den Jahren neurotische (»faule«) Kompromisse zwischen Es, Überich und Außenwelt entwickelt und wehren sich gegen eine erneute Problematisierung des Konflikts. Jedes System ist träge und muss erst *destabilisiert* werden, um in eine neue Stabilität konvertiert zu werden; und das ist nicht immer angenehm.

Denn diese »kranken Anteile« haben es bisher zumindest erreicht, dass ihre »faulen« Kompromisse das Ich des Paares soweit entlastet haben, dass das Paar überlebensfähig ist, wenn auch mit einer erheblichen »Ich Verarmung«. Wenn wir diesen Widerstand angreifen, setzen wir also destruktive Abwehrenergien frei, die sich sowohl gegen uns als auch gegen die Neuorientierung der Beziehung richten.

Die Beziehung gerät ins Wanken (ähnlich wie der Zustand von Patienten beim Beginn einer Analyse sich erst verschlechtert), wenn wir ohne Rücksicht auf den Krankheitsgewinn des Paares konfrontativ arbeiten.

Alle Widerstände haben aber einen Sinn; sie werden ja schließlich vom Ich aufgerichtet und mühsam entwickelt, um weitaus schlimmere Folgen zu verhüten, z. B. den Zusammenbruch des Ichs oder der Beziehung unter einer unerträglichen, verdrängten Wahrheit. Man darf also ein Ich nicht gewaltsam von seinen Abwehrformationen entblößen, ohne dessen Belastungsfähigkeit vorher ausgelotet zu haben.

Freud hat, bei der Definition der Ich-Funktionen, diese in Gegensatzpaaren aufgelistet (auch wenn er den destruktiven bzw. Abwehraspekt stärker betont hat): Das Ich widersteht den Triebreizen, aber es sucht auch nach Befriedigung derselben; das Ich vermittelt Einsicht, aber es rationalisiert Probleme; es entstellt die Erkenntnis und verfälscht sie mithilfe der Abwehrmechanismen, aber es ist auf der Suche nach Wahrheit oft schonungslos.

Das Ich ist also gegensätzlich: Es lehnt die innere und äußere Wirklichkeit teilweise ab, kann sie aber ebenso gut erforschen und nach Wegen der Anpassung und Befriedigung suchen und finden. Ein gesundes und starkes Ich ist eines, dass immer mehr die Fähigkeit erwirbt, sowohl autoplastisch dem Es wie dem Überich Terrain abzugewinnen und möglichst wenige Zwänge beider zu akzeptieren, als auch alloplastisch in seiner Umwelt (Realität) möglichst viel Raum für Selbstverwirklichung und unschädlichen Lustgewinn zu schaffen.

Diese Anpassungsleistung zum Zwecke der Ich-Erweiterung darf aber weder auf Kosten des Gewissens (als Teil des Überichs), noch auf Kosten der Lust am Leben (Es-Anteile), noch auf Kosten der Gemeinschaft gehen (Realitätsprinzip, Soziabilität). Sie sehen, welches Kunststück vom Ich abverlangt wird; es ist wirklich – von allen drei Instanzen – die am meisten strapazierte.

Zudem ist sie ja auch noch ein Relikt einer intersubjektiven Beziehung (z. B. zusammengesetzt aus Identifikationen mit den Eltern, aus dem Zusammenspiel zwischen Kind, Mutter und Vater usw.), über deren Struktur auch noch ein Bewusstsein herrschen soll, damit das Ich lernfähig und erweiterbar bleibt und sich nicht in Automatismen und Stereotypen verlieren kann.

Ein krankes Ich (sowohl individuell, als auch als Paar-Ich) dagegen ist ein Ich, dessen Abwehrleistung geschwächt ist (z. B. dessen Hauptabwehr aus Abspaltung, Verleugnung und Projektion besteht, die wegen ihrer frühen genetischen Herkunft archaisch und primitiv genannt werden). Ein krankes Ich ist nicht besonders lernfähig, neigt zu schnellen, radikalen oder unbefriedigenden (faulen) Kompromissen, hat eine niedrige »Frustration- und Aggressionstoleranz«, eine gestörte »Aggressionsregulation«, sowie ein verfälschtes Wahrnehmungsbewusstsein und ein leicht verwirrbares Diskriminierungs- und Abgrenzungs-Vermögen nach Innen und Außen.

Mit einem Wort: **Ein krankes (individuelles oder paarsystemisches) Ich hat gestörte, beeinträchtigte oder fehlende Ich-Funktionen.** Es ist weder den Anforderungen der anderen Instanzen (Es und Überich) noch denen der Realität gewachsen. Sein »Reizschutz«-Apparat ist defekt; Reize können ungefiltert »rein und raus«, werden wenig bearbeitet und der Umgebung angepasst. Die gestörten Ichfunktionen lassen das kranke Ich immer tiefer in Konflikte mit der Realität versinken, deren

Endergebnis der Bruch mit ihr oder der eigene Zusammenbruch sein kann.

Diese Ich-Desintegration ist dann meistens ausgelöst durch
eine unerträgliche Zunahme von Stressoren, beispielsweise
aus der Außenwelt angetragene Konflikte, die sich mit den
inneren Konflikten zu einer nicht mehr integrierbaren kritischen Masse summieren.

4.6. Das Überich ist mehr als das Gewissen

Was haben wir bisher über Freuds Theorien gelernt? Von deren
Standpunkt aus gesehen, wird das »Ich« als integrative Instanz
verstanden, die aus dem triebhaften »Es«, durch Anpassung an
die Forderung der äußeren Realität, als auch mit deren Abbild
im Überich hervorgeht und das Leben in Gemeinschaften erst
möglich macht. Aber dem »Erfinder« der Psychoanalyse ging es
nicht nur um die soziale Dimension des Ichs. Er wollte dessen
psychophysische Funktionsweise untersuchen.

Daher hat Freud das Ich als eine »Masse von Neuronen« bezeichnet, »welche ihre Besetzung mit Triebenergie (sog. *Libido*), allgemein festhalten, d. h. im gebundenen Zustand sind,
und dies kann wohl nur durch Einwirkung untereinander geschehen«. Anders ausgedrückt: Die einzelnen Inhalte des Ichs
sind untereinander assoziativ und energetisch in einem Netzwerk verknüpft, so wie in der Chemie die Atome und Moleküle
zu Molekulareinheiten (»Stoffen«) energetisch vernetzt sind.

Diese Einheiten stehen untereinander im Austausch und bilden schließlich – wie die Gehirnmasse selbst, besonders die
Hirnrinde –, ein ganz kompliziertes, feingliedriges Gebilde
von gespeicherten Informationen, Denkoperationen und Ge-
fühlskomplexen. Dieses Netzwerk erzeugt unser Bewusstsein.

Dieser Ansatz findet sich übrigens wieder in der modernen Neurologie und bestätigt die freudsche Theorie über das Bewusstsein.

Ähnlich wie das Gehirn, als Zentralorgan, alle anderen Organe lenkt und kontrolliert, ist **das Ich das kontrollierende Organ der Seele.** Und doch, stellte Freud fest, steht dieses Organ selbst unter immer wiederkehrendem Druck aus den anderen Instanzen. So wie das Gehirn von allen anderen Organen, die es kontrolliert, mit Reizen bedrängt wird (z. B. meldet der Magen Hunger, die Haut Kälte, die Leber einen Hormonbedarf usw.).

Bei seinen Entscheidungen, welchen Ansprüchen nachgegangen werden darf und soll, wird das Ich zunächst auf die Außenwelt und deren Normen Bezug nehmen. Was diese Außenwelt gewährt oder verbietet, ist letztlich dann der Befriedigung verfügbar oder wird versagt. Doch hatte Freud erkannt, dass diese **Normen der Außenwelt** – ab einem bestimmten Alter – vom Kind »*verinnerlicht« (internalisiert)* und Bestandteil des Überichs werden. Wie können wir uns das vorstellen?

Haben Sie vielleicht schon einmal bemerkt, was sich abspielt, wenn man z. B. einem zweijährigen Kind etwas verbietet? Nehmen wir an, dieses Kind würde nach einem auf dem Tisch stehenden Glas greifen und die Mutter sagt»Nein, nein« und stellt das Glas außer Reichweite. Das Kind greift immer wieder nach dem Glas, bis es irgendwann von selbst den Kopf schüttelt und»Ein, ein« sagt, so, als würde es die Mutter haargenau imitieren und sich quasi selbst das Anfassen des Glases verbieten. Es hat das Verbot schließlich akzeptiert. Beim nächsten neugierigen Verhalten wird es sich schon nach der Mutter umsehen und deren Reaktion abwarten und sich auf diese einstellen.

Solche Szenen laufen meist unbemerkt ab. Auch ist den meisten Eltern nicht bewusst, wie viele Verbote und Gebote sie ständig aussprechen. Ich habe einmal bei einer Busfahrt beobachtet, dass eine Mutter innerhalb einer 20-minütigen Busfahrt ihrer zweijährigen Tochter ungefähr 40 solcher Reglementierungen geboten hat!»Halt dich fest, du fällst hin! Fass das nicht an! Geh vom Fenster weg, du stößt dich! Lass den Nuckel nicht fallen!« Usw.

Wenn man sich dies vor Augen führt und zusammenrechnet, wie oft, wie viel und wie eindringlich allein die Elternfiguren die Kinder reglementieren, käme man auf einige Millionen solcher Sätze im Verlauf eines jungen Lebens! Und ihre Wirkung entfaltet sich schon in den ersten Lebensjahren, wo man am intensivsten, »am unbewusstesten« lernt bzw. sich die »Reglements« am leichtesten merken kann.

Das Unbewusste, das in den ersten Jahren in einem fast ständigen Austausch von Reiz-Reaktionsmustern mit der Umwelt, speziell der Familie, steht, wird regelrecht geformt, also mit den Ansprüchen der Außenwelt bombardiert, sodass die Es-Ansprüche sich an die Reglementierungen durch die Außenwelt gewöhnen.

Der Organismus scheint sich diesen Mustern durch Herausbildung eines entsprechenden inneren Abbildes anzupassen. Es ist logisch wirklich leicht nachvollziehbar, dass sich dabei eine dritte Instanz bildet, welche größtenteils unbewusst bleibt, und dass diese dritte Instanz eine Art Zusammenfassung aller Reglementierungen darstellt, denen das Kind ausgesetzt war: das Überich. Eigentlich bräuchten wir also gar nicht mehr überzeugt werden, dass es das Überich als Instanz gibt. Interessant sind nur einige Überlegungen Freuds dazu und die Detailvorstellungen, wie das Überich wirkt:

»... die Einsetzung des Überichs kann als ein gelungener Fall von Identifizierung mit der Elterninstanz beschrieben werden« (»Neue Folge der Vorlesungen zur Einführung in die Psychoanalyse«, GW, Band 15, S.138, Freud 1932). Dabei darf man diese »Identifizierung« nicht so verstehen, als bezöge sie sich auf die Elternfiguren, sondern sie bezieht sich vielmehr auf die Elterninstanz, d. h. auf das Elternpaar, nicht, wie es selbst ist, sondern, wie es will, dass das Kind sei«. Noch einfacher: Das Überich ist das Ergebnis des **Wunschbildes** der Eltern von dem Kind! »*So* sollst du sein!«, heißt es im Klartext, bzw. »So sollst du *nicht* sein!!

Das heißt aber noch lange nicht: »Sei so, wie wir«, sondern »Sei so, wie wir möchten, dass du seist!« Oder gar noch krasser: »sei so, wie wir sein wollten, es aber nicht geschafft haben.«

Es ist wichtig, diesen klaren Unterschied zu machen, sonst wäre die Instanz »Überich« zu banal und wirklich nicht der Rede wert, wenn sie nur die Identifikation mit den Eltern repräsentieren würde. Nein, sie repräsentiert im Grunde die **Identifizierung mit dem elterlichen Überich**! Und das ist ein großer Unterschied, der wichtig ist für das Verständnis neurotischer Störungen.

Wenn Eltern nur sagen würden: »Sei so wie ich«, gäbe es keine so großen Probleme für das kindliche Ich zu bewältigen, wie wenn sie fordern »Sei so, wie ich möchte, dass *mein* Kind sei!«. Denn das heißt implizit auch: »Sei so, wie ich gerne als Kind gewesen wäre ... und nicht geworden bin.«

Mit diesem Auftrag übertragen die Eltern also ihr narzisstisches *Ich-Ideal* unbewusst auf das Kind. *(Das hat Freud übrigens selbst nicht gesehen, sondern es ist ein Verdienst der Nachfolger, insbesondere der »Defizit-Theoretiker«, im Gegensatz zu den »Konflikt-Theoretikern« der »klassischen« Schule. Hier wären viele zu nennen, angefangen von Ferenczi über Balint, bis hin zu Bateson, Laing u. a.).*

Freud selbst hat das Überich in **verschiedene Stadien seiner Bildung** unterschieden, und da wiederum in »Vorläufer« des Überichs, nämlich das »Ich-Ideal« und das »Ideal-Ich«. Der wichtige Unterschied zwischen beiden ist – kurz gefasst –: Das Ich-Ideal dient der vorläufigen Orientierung innerhalb des noch nicht entwickelten Wertesystems, während das Ideal-Ich dem Narzissmus entstammt, als überzogene Erwartung des Ichs an sich selbst. Letzteres kann auch das Größen-Selbst genannt werden.

Hier haben wir noch eine andere Komplexität zu klären: Freud hat – aus unerfindlichen Gründen – die Bildung des Überichs zeitlich korreliert mit dem sog. »Untergang des Ödipuskomplexes« (d. h. ca. im 4. bis 5. Lebensjahr). Für ihn ist offenbar der Hauptkonflikt des Menschen die Dreiecksituation der genital-sexuellen Stufe, wo der gleichgeschlechtliche Elternteil ambivalent bis feindselig »libidinös besetzt« ist, während der gegengeschlechtliche geliebt und als Sexualobjekt begehrt wird. Spätere Forscher der Entwicklungspsychologie wenden ein, dass die Entwicklung des Überichs weitaus früher anfängt, nämlich in jeder Stufe der Libidoentwicklung (orale, anale und genitale Stufe). Nur sei sie nicht so deutlich und dramatisch zu erkennen.

So hat Ferenczi schon früh eine andere Variante vorgestellt, nämlich die Überich-Bildung auf die anale Phase verlegt und von der »Sphinkter Erziehung« geredet (Sphinkter = Schließmuskel des Anus), wobei er den Grundstein legte für die Entwicklungspsychologie und deren Erkenntnisse über die Reinlichkeitserziehung. Später verlegte Melanie Klein die Überich-Bildung noch weiter zurück, nämlich auf die orale Stufe, wo die Spaltung gutes-böses Objekt (Mutter) durch »Introjektion« die Überich-Bildung initiiert.

Hier sei eine Kritik des freudschen Modells erlaubt, die eher die Fachkollegen interessieren dürfte. Für Laien ist diese akademische Diskussion nicht so wichtig und es können einige der folgenden Seiten bedenkenlos übersprungen werden.

Dass das Überich in der Neurosenlehre oftmals als überwältigend und daher krank machend dargestellt wird, hat nur mit dessen möglicher inflationärer Entwicklung zu tun. Denn die Ausbildung eines Überichs bietet auch Vorteile. Freud meinte: Indem das Kind lernt, dass es auf die Erfüllung des Inzestwunsches verzichten muss, um mit den Eltern in Frieden leben zu können, bildet es eine Art moralische Autonomie gegenüber der Außenwelt, sprich: Es entwickelt sein eigenes Überich.

Auch heute spricht man eher von den im Überich wirkenden »Eltern-Introjekten«, um frühe, »prägenitale« Instanzen zu bezeichnen, während der Ausdruck »Elternrepräsentanten« zur Unterscheidung dient zwischen möglichen realen Delegationen von Normen, Tradition usw. und von »Überich-Ansprüchen«, die weit davon entfernt sind, nur reale Reglementierungen aus der Kindheit zu sein, sondern autonome, subjektive Ergebnisse der eigenen Überich-Aktivität.

Uns braucht diese Debatte nur insofern zu interessieren: Das Überich ist also nicht gleich all dem, was von der Außenwelt »implantiert« wurde, sondern es ist ein eigenes System, das z. B. weitaus strenger zum Ich sein kann, als es die Eltern (oder die Außenwelt) wirklich jemals waren! Auch hier gilt: *Das Ganze ist mehr als die Summe seiner Teile.* Das Überich ist also mehr als die Summe empfangener Verbote und Gebote, es ist letztlich das, was der Betroffene aus ihnen gemacht hat: Das, was angenommen, abgewiesen, verstärkt oder geschwächt wurde.

Die Ausgestaltung des Überichs ist ein aktiver Prozess, der auch nachträglich verändert werden kann. Das ist wichtig für die Therapie der Zweierbeziehung und erlöst uns von dem Pessimismus, dass alle Handlungen und Beziehungen determiniert sind. Der Freiraum des Menschen, auf seine Charakterbildung Einfluss zu nehmen, ist letztlich größer als das, was die Psychoanalyse in ihren Anfängen erkennen konnte.

Eine weitere Kritik der freudschen Darstellung des Überichs kommt aus anderen Bereichen der Geisteswissenschaften. Ihm wird vorgeworfen, die Motivation des Handelns reduzieren zu wollen auf eine quasi materialistische Definition. Der Mensch habe demnach nur aufgrund einer Lernerfahrung, die sich im interkommunikativen Umgang mit seinem Umfeld entwickelt, eine persönliche Subjektivität. Jenseits dieser Immanenz (Diesseitigkeit) existiere kein transzendentes (höherwertiges) Bewusstsein.

Jung geht da beispielsweise schon weiter und setzt der libidinösen Steuerung des Intentionalen den Geist entgegen, der nicht auf diese reduzierbar ist. Dieser **Geist** korrespondiert vielleicht mit dem, was Nietzsche den **Willen** genannt hat. Existenzielle Philosophen wie Sartre und Kierkegaard haben daher der Psychoanalyse einen Fatalismus vorgeworfen, der die Hilflosigkeit des Menschen eher verstärkt. Nach der Existenzphilosophie entwirft der Mensch, vielleicht ohne es zu erkennen, aber auf keinen Fall nur aus einer Triebbewältigung heraus, sein Dasein.

Wir haben beim Instanzenmodell vielleicht immer wieder das Gefühl, hier werde ein sehr anschauliches, hilfreiches Modell der Seele am Ende doch künstlich und naturwissenschaftlich begrenzt auf einen »Funktionsapparat« mit »Input-Output, Reiz-Reaktion«, »Energie und Mechanik«. Der Mensch scheint auf äußere und innere Reize nur zu **reagieren**, nicht frei zu entscheiden und zu handeln. Die freudsche Reduktion auf die bloße Funktionsweise dient nur der Vereinfachung, und dies ist uns bewusst.

Befassen wir uns nun mit den *Inhalten des Überich-Systems*. Jenseits seiner strukturellen Qualität innerhalb der Instanzen ist das Überich auch ein funktionales, steuerndes System, etwa vergleichbar mit einem Computerprogramm, das automatisierte Arbeitsabläufe in einem Konstruktionswerk steuert.

Lässt sich dieses seelische »Programm« überhaupt umschreiben, korrigieren, reparieren und im Umfang erweitern? Oder werden alle Versuche der Einflussnahme – quasi wie Computerviren – von einem Antivirusprogramm abgewehrt? Und was ist das für eine Abwehr, die dieses Programm schützen will, und warum?

Diese Frage ist schwierig zu beantworten, da es keine allgemeine Antwort gibt. Wir werden uns im nächsten Kapitel mit den Ressourcen befassen, und diese sind letztendlich entscheidend für die Veränderbarkeit der Überich Inhalte. Aber ja, das Überich lässt sich durchaus modellieren, sonst wäre keine Therapie neurotischer Störungen möglich. Doch je älter der Mensch ist, umso mehr verfestigen sich seine Überzeugungen, sein Wertesystem und dessen Glaubenssätze.

Eine Änderung ist abhängig vom Wunsch des Betroffenen, sich zu ändern, und auch von der Motivationsstärke. Diese ist wiederum abhängig vom Leidensdruck. Wer z. B. unter Depressionen leidet wird eher bereit sein, die Strenge seines Überichs zu reduzieren, als jemand, der einen gewissen Krankheitsgewinn aus seiner moralischen Laxheit bezieht. So wird ein Mann, der die Ehe bricht, nicht so ohne Weiteres an der Zuverlässigkeit seines Gerechtigkeitsempfindens arbeiten wollen. Erst, wenn er »erwischt« wurde und der Verlust seiner Ehe und Familie auf dem Spiel steht, wird er sich um die Wiederherstellung seines Gespürs für Treue bemühen.

Wir sehen an diesen Beispielen also: Beim Depressiven geht es um Reduktion, beim Ehebrecher um die Steigerung der Überichsteuerung oder deren Inhalte. Eine Voraussetzung für beide ist die Motivation, also die Bereitschaft zur Änderung und die entschiedene Zielsetzung. Erst dann kann die strukturelle bzw. inhaltliche Modellierung gelingen. Aber auch sie hat Grenzen: Die vom Überich geformte Charakterstruktur lässt sich nicht »umkrempeln«: Ein Hysteriker, der sich gerne inszeniert und bei der Bedürfnisbefriedigung wenig Rücksicht auf sein Umfeld nimmt, kann nicht zum überkorrekten Zwangsneurotiker umgeformt werden.

5 Ressourcen und Grenzen der Beratung

Nach allem, was wir nun erfahren haben über den Zusammenhang zwischen Erziehung und Beziehung, und dementsprechend zwischen Persönlichkeitsentwicklung und Beziehungsentwicklungen, erhebt sich die Frage, was denn an Fehlentwicklungen behandelbar ist. Kann man alle Störungen in krisenhaften Beziehungen beseitigen? Die klare Antwort lautet: NEIN!

Ist es dann überhaupt realistisch, auf eine Besserung durch Eheberatung zu hoffen? Schließlich sind individuelle Störungen nicht das Behandlungsziel einer Paarberatung oder Paartherapie. Dennoch sprachen wir von »heilenden Beziehungen«, die auch dem Einzelnen in der Beziehung helfen können. Wovon hängt das Ergebnis ab?

Diese Frage ist schwer zu beantworten, denn der mögliche Erfolg hängt von so vielen Faktoren ab, insbesondere von dem Aufwand, den ein betroffener Erwachsener überhaupt bereit ist zu leisten. Jemand der gegen seinen Willen von seinem Partner fast zur Paartherapie genötigt wird, kann nicht so viele Veränderungen an sich zulassen wie ein für die Entwicklung seiner Persönlichkeit in der Ehe aufgeschlossener Ratsuchender. Doch auch der willigste Partner kann an die Grenzen seiner Änderungsmöglichkeiten stoßen, ganz gleich, wie er/sie sich bemüht. Damit müssen wir uns abfinden.

Auch die Frage, ob die beiden auf den für sie *passenden* Berater treffen, spielt eine große Rolle. Daher ist es nach einem Erstgespräch wichtig, für alle Beteiligten genau zu prüfen, ob die Bereitschaft zur gemeinsamen Arbeit und die notwendigen Ressourcen wirklich vorhanden sind. Wir sagten es schon beim Abschnitt über das Erstgespräch: Manchmal kann es sinnvoll sein, eine Beratung abzulehnen bzw. weiter zu verweisen, wenn Zweifel an der Motivation, der eigenen Kompetenz oder einfach nur der *Passung* spürbar sind.

Die Eheberatung und Paartherapie haben in den letzten 50 Jahren eine enorme Entwicklung durchgemacht: von der amateurhaften Initiierung durch kirchliche Einrichtungen mit kaum ausgebildeten, ehrenamtlichen Helfern über staatliche Beratungsstellen, deren Mitarbeiter lediglich eine Weiterbildung von ca. 200 Stunden nachweisen mussten, bis hin zum professionellen Berater mit einem langwierigen akademischem Studium (Abschluss: Master of Counselling nach etwa 1200 Stunden).

Voraussetzung dafür waren die Zunahme der Nachfrage, geschuldet der Aufklärung durch die Medien und die kontinuierliche Verbesserung der Ausbildung von Beraterinnen und Beratern, bis hin zum Angebot des Studiums an europäischen Universitäten. Tiefenpsychologische, systemische und verhaltenstherapeutische Verfahren wurden integriert und angepasst. Daher hat auch sich die Prognose für die mögliche Heilung gestörter Beziehungen gebessert.

Außerdem gibt es einige Kritikpunkte am – auch von uns benutzten – analytischen Ansatz, die wir nicht ignorieren wollen. Genauer: an der Grundannahme, dass aktuelle Verhaltensweisen überwiegend und nachhaltig bestimmt werden durch frühkindliche Erlebnisse und deren Prägungen. Wir möchten versuchen, diese Bedenken aus den konstruktivistischen und behavioristischen Ansätzen allgemein verständlich darzustellen und zu entgegnen. Möglicherweise ergibt sich daraus die Korrektur, dass nicht jede funktionale Störung eine aufwendige analytische Therapie erfordert. In der Medizin muss auch nicht jede funktionale Störung durch chirurgische Eingriffe behoben werden.

Die Ursachenforschung der tiefenpsychologischen Analyse beruht auf dem Prinzip des geschichtlichen Determinismus.

Determinismus bedeutet, dass menschliches Verhalten nicht zufällig und ohne Grund geschieht, sondern determiniert ist, also verursacht wird durch früheres, prägendes Lernen. Erlerntes kann durchaus modifiziert werden durch neue Konditionierung, und die Verhaltenstherapie hat hier Vorzüge in Bezug auf die Ökonomie des Aufwands vorzuweisen. Denn der Mensch kann dazu lernen, umlernen und sein Verhalten durch Vernunft und Einsicht selbst bestimmen.

Man tut aber der psychoanalytischen Theoriebildung Unrecht wenn man ihr unterstellt, sie betrachte das Gehirn als bloße »Blackbox«, deren innere Prozesse als irrelevant angesehen werden für die Reiz-Reaktionsmuster in bestimmten Situationen, z. B. einer Streitsituation. Vielmehr wird der Reiz sozusagen durch einen langen Korridor voller Gefühle, Wünsche, «Triebregungen«, Erinnerungen, Absichten usw. geschleust (entsprechend unserem »Linsenmodell« in Band 2), wo er ständig verändert und letztendlich »subjektiviert« wird. Der objektive Inhalt des Reizes wird somit verzerrt und von der Aktivität des Wahrnehmungsapparates verändert, sodass die Reaktion von außen kaum vorhergesagt werden kann.

Schon allein die Tatsache, dass derselbe Reiz zu verschiedenen Zeiten und in verschiedenen Bezugssituationen sehr unterschiedliche Reaktionen hervorrufen kann, die noch nicht einmal bewusst beeinflusst werden können, zeigt doch, dass der »subjektive Faktor« nicht bloß eine Kausalkette bildet, die grob vergleichbar ist mit dem »Dominoeffekt«.

Bei diesem Effekt fallen die Dominosteine in einer vorbestimmten Reihenfolge, je nachdem wie sie aufgebaut wurden. Ein Stein wird angestoßen und löst den Fall des nächsten und des übernächsten aus, sozusagen als Kettenreaktion, an deren Ende das vorher aufgestellte Muster erkennbar und von Anfang an voraussagbar wird. Dies ist vergleichbar mit einer sich selbst erfüllenden Prophezeiung: Es kommt das vorausgesagte Ergebnis heraus, *weil* es vorausgesagt wurde.

Der Dominoeffekt ist für einen Psychoanalytiker nur sehr beschränkt akzeptabel. Für ihn sind die neuronalen Vernetzungen des menschlichen Gehirns natürlich millionenfach komplizierter als diese simplen Domino-Schleifen. Ebenso ist unsere Handlungsweise nicht so einfach und eindeutig nachvollziehbar wie in einem kybernetischen Modell. Daher ist sie auch selten voraussehbar.

Der Determinismus geht aber noch einen Schritt weiter: Hier wird der Ablauf der Reaktion noch erschwert durch die vielen »Assoziationsketten«, die sowohl die Richtung als auch die Intensität und sogar den Inhalt beeinflussen können, sodass der ursprüngliche Reiz völlig umgedeutet wird und unerwartete Reaktionen auslöst. Sogenannte »Missverständnisse« beruhen darauf, dass die *Reaktion* auf einen *falsch* gedeuteten Reiz erfolgt.

Vergessen wir nicht: Die Bildung dieser Assoziationsketten (und der daraufhin folgenden Reaktion) wird schon in frühester Kindheit sozusagen programmiert, wird hauptsächlich durch die Erziehung geformt, wenn auch zusammen mit der genetischen Prädisposition. Zwar kann die Beschränkung der Analyse auf die offensichtlich aktuellen Verhaltensdeterminanten den Therapeuten zu einer intendierten Beeinflussung derselben befähigen. Aber die (von Freud sogenannte) »Symptomkur« löst vielleicht das anvisierte Problem nur oberflächlich. Daher würde es sich an anderer Stelle äußern. Für die Psychoanalyse ist die von ihr behauptete »Symptomverschiebung« das Hauptargument gegen eine »bloße« Verhaltenstherapie und konstruktivistische Analyse.

173

Uns erscheint der Streit dieser verschiedenen »Schulen« und Forschungsansätze nur akademisch. Für Praktiker ist schon längst der integrative Ansatz vieler Theorien selbstverständlich geworden und weitaus hilfreicher als das Beharren auf der »reinen Lehre«. Dieser Pragmatismus ist logisch: Wir arbeiten nicht in einem Labor, sondern mit leidenden Menschen, die schnell Hilfe brauchen.

Dennoch kann sich die Psychoanalyse nicht der Kritik verschließen, dass ihr Determinismus nur wenig Raum für die freie Willensentscheidung einräumt. Dieser Umstand hat schon seit den Anfängen der Psychoanalyse um 1900 für viel Widerstand gesorgt. Es bildeten sich viele Gegenbewegungen, zum Beispiel aus dem Lager der Existenzialisten und Humanisten. Sie versuchten, den *freien Willen* und die *Kreativität* des Menschen zu schützen gegen das »vernichtende« Urteil der Psychoanalyse, die in letzter Konsequenz dem Menschen kaum noch Raum ließ, »trotz und alledem«, was in der Kindheit erlebt wurde, sein Schicksal anders zu lenken als durch einen vorgegebenen Wiederholungszwang.

Diese Kritik aber hier zu diskutieren, würde den Rahmen und die Absicht dieses Buches sprengen. Wir möchten darauf hinweisen, dass die Beschäftigung mit dieser Frage für die Lesenden durchaus sehr interessant und anregend sein kann. Manche haben vielleicht schon Erfahrungen mit anderen therapeutischen Ansätzen gemacht, wie die lerntheoretischen oder verhaltenstherapeutischen Ansätze, die sich absichtlich nicht mit den Ursachen beschäftigen, sondern nur mit der Frage der künftigen Beeinflussbarkeit. Sie rühmen sich, »lösungsorientiert« zu arbeiten, und diskreditieren ein wenig (manchmal auch sehr stark) den psychoanalytischen Ansatz als zu »problemorientiert«.

Auch rein lösungsorientierte Ansätze sind sehr hilfreich in der Psychotherapie und Eheberatung. Für Letztere gibt es inzwischen sehr erfolgreiche Trainingsprogramme für Paare, sei es Kommunikation oder Partnerschulung. Diese beeinflussen das Verhalten in seiner Aktualität, unabhängig von seiner Entstehungsgeschichte.

Es spielen so viele Faktoren beim Verhalten des Menschen zusammen – und hier ist wirklich nur ein Teilbereich durchleuchtet worden –, die über das Glück oder Unglück des Menschen bestimmen. Natürlich bestimmen genetische Faktoren, das soziale Umfeld, die wirtschaftlichen Verhältnisse, die Schichtzugehörigkeit, die Kultur und viele andere Dinge das sogenannte »Schicksal« des Menschen. Und natürlich hat der Mensch eine Wahl für seine Reaktionen auf schicksalhafte oder erzieherische Handicaps. Aber dennoch hat die Erziehung einen wesentlichen, nicht verdrängbaren Einfluss.

Diese Tatsache kann nicht relativiert werden durch den Hinweis auf den »freien Willen«, der uns doch jederzeit ermöglichen sollte, unsere inneren, schädlichen Konstrukte und die Konstruktionen der Wirklichkeit – durch reine Vernunft – beliebig zu verändern und zu kontrollieren. Das ist Wunschdenken und führt leicht zur Verurteilung der – offenbar dazu unfähigen – Ratsuchenden.

Sicherlich sind das keine einfachen Fragen, und ihre Beantwortung muss auch eine Unterscheidung der Störungsmuster nach ihrer Beeinflussbarkeit, sei es durch Selbstheilungskräfte, Verhaltensmodifikation, Umlernen oder tiefenpsychologischen Analyse und Therapie entschieden werden.

Zu bedenken ist auch, wie unterschiedlich der Bedarf in der Paarberatung ist. Da geht es (alphabetisch) vom Thema »alternde Beziehung«, Alkohol und Drogenabhängigkeit, anhaltende Streitigkeiten und Ambivalenz, Altersdemenz, über Eifersucht, Ehebruch und Dreiecksbeziehung bis hin zu Verlustangst, Winterdepression, Zwangsehe und vielen verschiedenen Störungen.

Es hat wenig Sinn, so zu tun, als wäre jedes Problem gleich gut behandelbar. So wie wir die Tatsache akzeptieren, dass es –zum gegebenen Zeitpunkt jedenfalls – nicht für jede somatische Krankheit eine *Behandlung* gibt, so gilt das auch für seelische Störungen und für die Paartherapie. Und es ist gut, schon im Vorfeld der Behandlung, also bei der Anamnese, die Diagnose präzise zu stellen, um eine einigermaßen zuverlässige Prognose zu ermitteln.

Wenn aktuelle Belastungen Beziehungsstörungen auslösen oder verstärken, dann müssen wir diese Stressoren zuerst einmal kennen und erkennen. Welche sind das und wie können sie beeinflusst werden? Es gibt Stressoren, die abstellbar sind; andere können so hartnäckig weiterbestehen, dass sie als Tatbestand, sozusagen als Schicksal akzeptiert werden müssen. Wir möchten diese Stressoren unter drei Oberbegriffe und Schwierigkeitsgrade einordnen:

1. Ungelöste seelische Konflikte
2. Ich-Defizite und strukturelle Mangelzustände
3. Charakterstörungen und funktionale Defekte

Entsprechend dieser Einordnung lassen sich dann beraterische und/oder therapeutische Strategien entwerfen, die der entsprechenden Schwierigkeit angemessen erscheinen. Dieser Beratungs- bzw. Therapieplan erspart es uns, erstens einen unnötigen Aufwand zu betreiben, zweitens ermöglicht es uns, die entsprechende Methodik der Intervention zu wählen.

5.1 Konflikt

Von Konflikten spricht man, wenn verschiedene Interessen miteinander im Gegensatz stehen oder unvereinbar zu sein scheinen. Das bedeutet, dass verschiedene Bestrebungen (nicht immer nur von verschiedenen Menschen, sondern auch in einem einzelnen Menschen selbst) gegensätzlich sind.

Interessenkonflikte können bewusst oder unbewusst sein. Nehmen wir ein Beispiel: Jemand möchte abnehmen, und vor ihm steht eine aufgerissene Tafel Schokolade und ruft: »Nimm mich, ich bin dein!« Das ist ein Konflikt, der nicht leicht zu lösen ist. Aber immerhin ist er erkennbar, also bewusst. Schwieriger wird die Sache, wenn Konflikte unbewusst sind oder von der Wahrnehmung ausgeschlossen werden sollen.

Auch hier ein Beispiel: Herr X verliebt sich in die Ehefrau seines Freundes. Er will aber nichts davon wissen, weil es gegen seine moralischen Regeln verstößt. Also bekämpft er seine Gefühle so lange, bis er sie nicht mehr spürt. D. h. nicht, dass sie weg sind, aber sie sind von seiner bewussten Wahrnehmung ausgeschlossen. Stattdessen kämpft er immer wieder in Diskussionen gegen die Ehefrau des Freundes, erniedrigt sie sogar manchmal und ergreift – jedes Mal, wenn das Ehepaar sich streitet – die Partei seines Freundes gegen dessen Frau.

Erstaunlich, nicht wahr? Denn eigentlich müsste man annehmen, dass er den Freund als Nebenbuhler erlebt und somit als Gegner. Denn wäre dieser nicht da, könnte er nach Belieben dessen *Ehefrau* umwerben. Dass er aber genau das Gegenteil tut, nämlich den *Freund* zu umwerben, bezeichnet man in der Psychoanalyse als »*Reaktionsbildung*«. Damit soll ausgesagt werden, dass ein Mensch genau das Gegenteil dessen tut, denkt und fühlt, was er logischerweise tun, denken und fühlen müsste.

Auch das Verhalten der geliebten Person gegenüber ist gegensätzlich, aber nachvollziehbar: Da Herr X jedes Mal, wenn er mit der Frau des Freundes zusammen ist, sich gegen ihre Anziehungskraft schützen muss, wertet er sie ab, sodass sie für ihn an Attraktivität verliert. So – scheint es ihm- kann er die Gefahr abwenden, seiner Sehnsucht nach ihr zu erliegen.

»Sie ist es nicht wert«, versucht er sich zu überzeugen.

Gut, auch dieser Konflikt ist eigentlich nicht wirklich unbewusst, sondern er wird verdrängt und die entsprechenden Gefühle werden geleugnet. Also eigentlich ist der Konflikt verschleiert, aber nicht unbewusst, oder? Richtig: Das ist noch nicht das, was die Psychoanalyse unter einem neurotischen Konflikt versteht.

Wenn aber Herr X *prinzipiell* dazu neigt, sich in die Frauen seiner Freunde, oder überhaupt in verheiratete Frauen zu verlieben, dann kann doch etwas nicht stimmen. Einmal kann es noch angehen, aber wenn dieser Konflikt schon so etwas wie ein typisches Muster aufweist, dann muss man sich doch die Frage stellen, woher dieses Muster stammt.

Rein deskriptiv (beschreibend) betrachtet, schafft sich Herr X ein Beziehungsmuster in der Form eines Dreiecks: An zwei Eckpunkten das Ehepaar und am dritten Eckpunkt ist er, als schmachtender Dritter im Bunde, der sich seine erotischen Wünsche nicht erfüllen kann. Diese Dreiecksbeziehungen quälen ihn zwar, aber er stellt sie immer wieder her, wie unter Zwang. Warum nur?

Hier behauptet die Psychoanalyse, dies sei eine *Reinszenierung* eines früheren, ungelösten Konfliktes, der Herrn X schon sein Leben lang begleitet, sozusagen seit frühester Kindheit. Der Ursprung dieses von Freud so genannten Ödipuskonfliktes sei in der in der *genitalen Stufe* der *Libidoentwicklung* angelegt. Und wir haben gehört, dass in dieser Stufe die Liebe des Jungen zur Mutter nicht frei ist von erotischen Wünschen, die aber sofort verdrängt werden, weil sie gegen das Inzesttabu verstoßen, und auch weil die Liebe zum Vater dies zu einem Loyalitätskonflikt werden lässt, der unlösbar ist. Bei Mädchen verläuft der Prozess fast genauso, allerdings mit der entsprechenden gegengeschlechtlichen Besetzung.

Normalerweise wird diese Phase überwunden, wie wir weiter oben erfahren haben. Wenn dies aber – aus irgendwelchen Gründen- nicht gelingt, dann bleibt der Konflikt im Unbewussten fixiert und drängt nach einer Lösung. Indem man den Konflikt wiederholt, erhofft man sich ein Szenario, das die Chance bietet, endlich zu einer Lösung zu kommen. Dies ist der Sinn der Reinszenierung.

Da der Konflikt aber unbewusst bleibt, entsteht ein Teufelskreis, aus dem der Mensch selten ohne Hilfe herauskommt. Unter Umständen werden dadurch viele Beziehungen zerstört, sowohl eigene als auch jene, die durch das Ausleben des Ödipuskomplexes betroffen wurden.

Wie wir wissen, werden viele Ehen wegen sexueller Untreue geschieden und Freundschaften durch Dreiecksbeziehungen zerstört. Insofern sind diese Konflikte keine Kleinigkeit. Sie sind aber der Therapie zugänglich. Einen unbewussten Konflikt ins Bewusstsein zu heben und dadurch lösbar zu machen, ist das klassische Feld der psychoanalytischen Therapie. Insofern hier»nur« ein unpassendes Muster von Konfliktlösungen wiederholt wird, das die Lösung vereitelt, kann eine psychoanalytische Therapie dem Leidenden zu einer freien Entscheidung verhelfen, nach der er sich befreit fühlen wird.

Dementsprechend wird seine Symptomatik abklingen. Zwar dauert die Verarbeitung des Konfliktes unter Umständen sehr lange, weil die Verdrängung desselben ja auch sehr lange angehalten hat und durchaus einmal einen sinnvollen Zweck erfüllte, aber irgendwann kann man mit einem Erfolg rechnen.

Konflikte sind prinzipiell lösbar; schwieriger wird die Behandlung von Beziehungsstörungen, wenn sie nicht aus inneren oder äußeren Konflikten entstanden sind, sondern aus *Defiziten*. Schauen wir sie uns nun den nächsten Schwierigkeitsgrad an.

5.2 Defizite

Das Wort Defizite beschreibt einen Mangelzustand, der zwar in früher Kindheit entstanden ist, aber noch immer anhält. Defizite sind am besten vergleichbar mit einem dauerhaften, unstillbaren Hunger; sei es nach Aufmerksamkeit, nach Liebe und Zuwendung, Versorgung oder auch Konsum, Status und Geltung sowie Reichtum und Überfluss. Die betroffenen Menschen beschreiben selbst ihren Zustand, als wäre in ihrem Innersten »ein Fass ohne Boden«, eine nicht abstellbare *Gier nach mehr* und eine ständige Angst, nicht genug zu bekommen oder »zu kurz zu kommen«.

Sie müssen sich dauernd rückversichern, dass jemand da ist, oder zumindest schnell erreichbar ist. Sie können panische Attacken bekommen, wenn sie irgendwo länger als eine Stunde allein sind. Dann laufen alle vorhandenen Mediengeräte im Hintergrund: Fernseher, Radio oder mit sozialen Medien verbundene Computer. Sie brauchen das Gefühl der ständigen Vernetzung.

Erstaunlicherweise können die Betroffenen sogar sehr erfolgreich im Leben sein. Sie können Reichtum und Ruhm erlangt haben und werden von ihrer Umgebung, ja manchmal von der ganzen Welt beneidet. Keiner sieht ihnen ihr Defizit an. Erst wenn es zu irgendeinem Eklat kommt, zeigt sich ihre Bedürftigkeit. Dann erfährt man, dass zum Beispiel ein Prominenter süchtig ist oder von sexuellen Eskapaden nie genug haben kann.

Wir ahnen schon, woher solche Defizite kommen. An ihrer frühkindlichen Herkunft ist dies klar erklärbar. Denn die Betroffenen fühlen und benehmen sich wie Kleinkinder, die von der Mutter alleingelassen sind. Tatsächlich führt die Rekonstruktion dieser Störungsmuster, die man auch frühe Störungen nennt, zu einer Zeit zurück, wo zum Beispiel *Verlassenheit als Hauptthema* ihren Gefühlszustand als Kinder beherrschte.

Diese Verlassenheit kann entweder schon durch Erlebnisse im ersten Lebensjahr eines Menschen fixiert worden sein, oder sie wird später erworben durch *traumatisierende Ereignisse*. Bis zum 6. Lebensjahr ist ein Kind nämlich besonders verletzbar, aber auch Erwachsene können später durch starke intrusive Ereignisse wie Krieg, Hungersnot und Flucht dieselben Symptome entwickeln. Es gibt also verschiedene Entstehungsformen von Defiziten und auch Defekten: einmal durch frühkindliche Genese, ein anderes Mal durch starke traumatische Erlebnisse.

Die Behandlung von Defiziten erfordert mehr Engagement als die Lösung von Konflikten. Sie erfordert eher aktive, unterstützende Techniken, da einige dieser Defizite in einer präverbalen Zeit der kindlichen Entwicklung stattfanden, wo die Sprache als Kommunikationsmedium noch nicht zur Verfügung stand. Hier können beispielsweise die Körpertherapie oder Familienaufstellungen diese tieferen Schichten der Seele weitaus besser erreichen als etwa die Gesprächstherapie.

Auch Schematherapie, Gestalttherapie und pädagogische Psychoedukation sind Methoden, die bewusst auf die Beseitigung von defizitären Fehlfunktionen ausgelegt sind und die Entwicklung vorhandener Ressourcen stärker fördern. Wir haben es also mit strukturellen Defiziten zu tun, das heißt mit einem unterentwickelten seelischen Wachstum. Dieses Defizit muss in der Ich-stützenden Therapie ausgeglichen werden, ehe die Konflikte bearbeitet werden können.

Solchen Patienten fehlt einfach die Kraft, sich konstruktiv mit ihren Konflikten zu beschäftigen. Ihre strukturelle Ichschwäche ist schon in der Kindheit entstanden, sei es durch Vernachlässigung oder emotionale Überforderung.

Ganz anders sieht es aus bei traumatisch verursachten Ausfällen von Ich-Funktionen (z. B.: geschädigtes Erinnerungsvermögen, sogenannte Amnesien). Hier gibt es spezielle und hochwirksame Techniken der Traumatherapie, auf die wir hier aber nicht weiter eingehen können. In ihnen wird das verlustig gegangene Sicherheitsgefühl allmählich wiederhergestellt und die Verknüpfung zwischen dem traumatischen Ereignis und den überbordenden Affekten zum Beispiel durch Imaginationsübungen gelockert.

Neben diesen professionellen Maßnahmen ist aber auch die Ich-stützende Wirkung einer liebevollen Beziehung nicht zu unterschätzen. Wir möchten daher noch einmal auf die durch Partnerschaften, in der von uns genannten »heilenden Beziehung« sich eröffnenden Chancen zur Wiedergutmachung erlittener Schäden hinweisen. Wenn man die Ehe nicht nur, nach dem Lustprinzip, als Institution zur Befriedigung von Wünschen begreift, sondern auch als Verpflichtung, sich umeinander zu kümmern, einander zu fördern und sich zusammen weiterzuentwickeln, dann bietet die Ehe eine gute Möglichkeit zur Stabilisierung und Heilung.

Ein Beispiel dafür mag kurz der folgende Fall sein:

Er stammt aus Palästina, sie aus Afghanistan: Sie hatten in den Kriegswirren so schlimme Dinge schon in ihrer Kindheit erlebt, von Erniedrigungen bis zu sexueller Gewalt, gewaltsamem Tod von Angehörigen usw., dass sie traumatisiert waren. Dennoch waren sie entschlossen, sich hier in Deutschland eine neue Existenz aufzubauen, die ihren Kindern einmal bessere Chancen bieten sollte. Und sie schafften es, zunächst wirtschaftlich und ohne Sozialhilfe, ein befriedigendes Leben zu führen.

Aber die frühere Gewöhnung an die sie umgebende Brutalität der Kriege in ihrer Heimat hatte Spuren hinterlassen. Ihre Affektkontrolle war defekt; das heißt, sie konnten »sich nicht beherrschen« und agierten ihre Wut fast ungefiltert aus. Sie meldeten sich zur Paarberatung, weil sie ständig stritten und den Streit nicht in den Griff bekamen. Dazu kamen noch kulturelle und religiöse Unterschiede (er war kurdischer Alewit, sie Sunnitin). Das Paar hatte außerdem nicht viel Geld, sie studierte, er arbeitete auf dem Bau.

Trotz all ihrer Handicaps schafften sie es, mithilfe der Paartherapie, ihre emotionalen Durchbrüche allmählich in den Griff zu kriegen und lernten eine für sie völlig neue, friedliche Kommunikation. So konnten sie ihre Konflikte besser lösen als manch ein Paar, dass in Wohlstand und Sicherheit aufgewachsen ist.

Beide waren sie bereit, sich ihren eigenen Anteilen zu stellen und zu erkennen, dass sie beide ihre Defizite in die Ehe mitgebracht hatten. So entstand die notwendige Einsicht, dass gegenseitige Schuldzuweisungen sinnlos wären. Anders als bei projektiv streitenden Paaren verbündeten sie sich gemeinsam gegen das Problem (siehe ABC-Modell) und schafften es so, sich gegenseitig »nachheilen« zu lassen.

5.3 Defekt

Wir möchten schon zu Anfang klarstellen, dass wir mit **Defekten** nicht den psychiatrischen Begriff meinen. Dort wird es benutzt als Bezeichnung für irreversible (nicht umkehrbare, nicht heilbare) Krankheiten. Das meinen wir nicht. Wir benutzen hier den Begriff, um einige Ergebnisse von Fehlentwicklungen zu beschreiben, bei denen bestimmte Ich-Funktionen (wie Denken, Fühlen, Handeln) unterentwickelt oder fixiert sind auf einer früheren Entwicklungsstufe. Oder wenn Lücken im Überich System vorhanden sind, die keine beständige Selbst- und Affektkontrolle ermöglichen.

Ein Beispiel – allerdings nicht aus der Eheberatung, sondern aus der analytischen Einzeltherapie – mag dies illustrieren:

Es kommt ein Sozialarbeiter, um die vierzig Jahre alt, in die Sprechstunde und weint erst einmal bitterlich. Dann erzählt er: Eine Affäre, die er mit einer verheirateten Frau angefangen hatte, sei eskaliert. Ihr Ehemann sei dahintergekommen, beziehungsweise die Ehefrau habe es »gebeichtet«, dass sie sich in einen anderen Mann verliebt hätte, was ihren Mann toben ließ.

Mein Patient schiebt schnell hinterher: »*Davon war aber nie die Rede, als die Sache anfing!! Sie habe ihm von der erkalteten Sexualität mit ihrem Ehemann erzählt und ihn so* »aufgegeilt« *mit ihren sexuellen Fantasien, dass er eingewilligt hatte (!), mit ihr zu schlafen; sozusagen, um ihre Ehe zu retten, damit sie nicht* »wirklich mit jemand anderem fremdgeht!«

Mir war das Narrativ dieses Mannes unverständlich: Er gab sich als Opfer, der nur Gutes tun wollte und Böses erntete. Denn der Ehemann mobbe und spamme ihn jetzt in den sozialen Medien. Seine berufliche Karriere stand auf dem Spiel: Er war als Familienhelfer in diese Familie eingesetzt worden und seine Behörde habe ihn nun vom Dienst suspendiert. Jetzt liefe auch noch ein

Verfahren gegen ihn, und die Ehefrau habe sich nun mit ihrem Mann wieder zusammengetan und behauptet, sie sei verführt worden ... Alle wandten sich nun gegen ihn!

Warum sollte die Ehefrau ihm so etwas antun, fragte ich? Na, weil er die Fortsetzung der Affäre mit ihr beenden wollte und ihr klargemacht hatte, dass er an ihr kein wirkliches Interesse habe. Es sei ein Ausrutscher gewesen, der ihm leid tat. Die beiden seien jetzt wieder geeint, weil sie einen Außenfeind hätten; und er sei der Dumme!

Es ist sicherlich verständlich, dass es mir zunächst an Mitgefühl für diesen Mann fehlte! Schließlich hatte er gegen viele ethische und berufsethische Regeln verstoßen und sich das Ergebnis selbst zuzuschreiben. Dies war doch kein Fall für eine Analyse, sondern eine moralische Verfehlung. Es schien eindeutig, die Ursachen lagen scheinbar klar auf dem Tisch und bedurften keiner weiteren Ableitung. Nun konnte ich ihm höchstens helfen, sich korrekt den Folgeschäden zu stellen und eher ein Coaching anbieten.

Aufhorchen musste ich aber, als er weitersprach und berichtete, dies sei das dritte Mal, dass ihm so etwas widerfuhr! Im Prinzip habe sich dieses Problem alle paar Jahre wiederholt. Manchmal sei er der Verführung erlegen, manchmal aber nicht. Er habe seine moralischen Bedenken jedes Mal über Bord geworfen,»wo die Frauen in ihren Dessous und ihren üppigen Formen« auf ihn zukamen. Dann fiel es ihm sehr schwer, Nein zu sagen. Hinterher marterte er sich mit Gewissensbissen, aber das nützte nichts mehr! Zum Glück sei er nur zweimal »erwischt worden«.

Was manchen Zuhörer dieser Geschichte entsetzt, brachte mich auf den Verdacht eines sexuellen Missbrauchs. Es ist in diesen Fällen nicht selten, dass die **missbrauchten Kinder als Erwachsene ihr Drama reinszenieren oder ein promiskuitives Leben führen**. Wir haben an anderer Stelle über Sinn und Unsinn des Wiederholungszwangs und der Reinszenierung von Traumata geschrieben. Hier sei dies nur angemerkt, um mein – nun einsetzendes – Mitgefühl zu erklären. Denn schließlich konnte ich ihn nicht einfach wegschicken. *(Wie Freud dies übrigens mit einigen seiner Patienten durchaus tat, die er für »Lumpen« hielt und dies auch noch stolz seinem Freund Wilhelm Fließ schrieb. Erst später erkannte Freud das unmoralische Verhalten bei Charakterstörungen als Defekt an, der sich aber der Analyse entzog. Daher hielt er Charakterdefekte für unheilbar.)*

Viel später wurde meine Arbeitshypothese bestätigt. Der Patient hatte in der Ehe seiner Eltern als Ersatzpartner für die vom Vater ständig frustrierte Mutter fungiert, allerdings ohne sexuellen Kontakt zu ihr. Dennoch dauerte es nicht lange (nach dem Beginn seiner Pubertät), bis der Junge von seiner Klassenlehrerin verführt wurde, welche verheiratet gewesen war. Hier wird der Wiederholungszwang offensichtlich.

Dieses Bruchstück einer Analyse zeigt, dass ein Defekt zwar aus einem Konflikt, der sich entsprechend oft wiederholt, hervorgehen kann, aber durch die **Chronifizierung** des Musters im Überich–System kann man es als **Charakterstörung** bezeichnen, die nicht mehr mit Verständnis, sondern mit einer Stärkung der moralischen Instanz in Schach gehalten werden kann. Hier wird dann nicht, wie in der Psychotherapie, **die Ichstärkung zum Ziel, sondern die des Überichs**.

Es handelt sich also sowohl um einen Defekt bei der Selbstkontrolle als auch um einen Defekt bei der Zuverlässigkeit seines Überichs.

Man könnte vereinfachend sagen: »Er ist willensschwach« oder »Er besitzt keinen Charakter.« Aber was heißt denn Willensschwäche? Unter Umständen ist er bei anderen Konflikten ein Mensch, der sich durchaus durchsetzen kann. Und warum sollte er keinen Charakter haben? Außerhalb von seinen erotischen Eskapaden kann er sehr wohl ein sehr integrer und zuverlässiger Mann sein. Das erklärt also nichts. Es gibt Menschen, die auf allen Gebieten gut funktionieren, sozial eingestellt und gut vernetzt sind, die aber trotzdem in einem Teilbereich ihrer Persönlichkeit Defekte aufweisen.

Lassen sie uns nun noch die letzte Gruppe von entwicklungsbedingten Störungen darstellen. Sie betrifft letztendlich die Beziehungsfähigkeit von Menschen und daher ist sie für die Eheberatung von großer Bedeutung. Dies betrifft die **narzisstischen Störungen**, die sowohl im Bereich der Defizite als auch im Bereich der Defekte auftauchen können.

Ein Hauptproblem bei narzisstischen Störungen ist die Unfähigkeit des betroffenen Individuums, jenseits seiner Idealisierung des Ich-Ideals eine reale, tief empfundene Beziehung zu einem anderen Individuum aufzunehmen. Stattdessen gestattet ihm nur die Projektion dieses Ideals auf andere Personen eine instabile, libidinöse »Bindung«, die jederzeit zusammenbrechen kann, wenn dieses Ideal als enttäuschend erlebt wird.

Da eine Enttäuschung nicht ausbleiben kann, weil Menschen nun mal nicht ideale Geschöpfe sind, ist der Beziehungsabbruch vorhersehbar: Jede entdeckte Unstimmigkeit oder Schattenseite beim Partner wird dessen Idealisierung »besudeln« und ihn abstoßend wirken lassen. Wie einst in der ursprünglichen, klassischen Sage des Narziss und dessen ihm verfallenen Echo wird diese wegen ihres Sprachfehlers von Narziss abgelehnt. Sie kann sich nicht von ihm lösen, verfolgt ihn, verliert ihre Seele und wiederholt nur noch das, was ihr Geliebter von sich gibt.

Die Tragödie der narzisstischen Störung ist eben auch bedingt durch ihre Ausdehnung auf die gesamte Person (Kommunikation, Konflikt, Charakter und Defekt), zusätzlich zu ihrer Beziehung vereitelnden Wirkung. Ein narzisstisch gestörter Mensch bleibt einsam. Aber er erzeugt auch in seinem Umfeld dieselbe Einsamkeit und Verlassenheit, da er sich nicht wirklich in Beziehung begibt, sondern selbstbezogen bleibt.

Wichtig ist es auch zu wissen, dass Defekte, insbesondere des Überich-Systems oder der narzisstischen Isolation, nicht so leicht zu behandeln sind wie neurotische Konflikte. Weder die psychoanalytische Therapie und erst recht nicht die Eheberatung können psychische Defekte befriedigend behandeln. Dies erfordert weitaus mehr als die Bewusstmachung der störenden Muster. Die Einzeltherapie von Defekten kann Jahre dauern, wenn sie überhaupt Erfolg haben kann.

5.4 Widerstand

Was auch die Therapie von Beziehungen erschwert ist ein Phänomen, das in der Psychoanalyse »Widerstand« genannt wird. Freud prägte diesen Begriff, um die widersinnig erscheinende Ablehnung der Patienten gegen die Therapie zu beschreiben. Es mag unlogisch klingen, dass Menschen, die sich professionelle Hilfe wünschen, gegen eben diese Hilfe einen Widerstand mitbringen. Und doch erleben wir diese Ambivalenz zu Beginn fast jeder Therapie, ob im Einzelsetting oder als Paar.

Manche Paare halten das Leid in ihrer Beziehung viel zu lange aus, ehe sie sich zur Paarberatung anmelden, während andere sich frühzeitig um Hilfe kümmern. Nun mag eine Ursache für diese unterschiedliche Reaktion auf Leid die Hemmschwelle sein, die es kostet, sich beim Psychologen zu melden. Denn nach wie vor wird dieser Schritt mit Versagen und psychischen Störungen assoziiert.

Es wird gesellschaftlich positiv gewertet, wenn jemand rechtzeitig zum Arzt geht, anstatt eine Krankheit endlos mit sich herum zu tragen.

Bei psychologischen Beschwerden gilt diese Anerkennung leider nicht, obwohl sie genauso von einem Verantwortungsgefühl sich selbst und anderen gegenüber zeugt.

Aber das allein erklärt nicht, warum Paare ihr Leid unnötig lange und ohne wirkliche Aussicht auf spontane Verbesserung ertragen. Haben sie vielleicht Angst vor der Diagnose, dass ihre Beziehung nicht mehr lange zu leben hat? Oder befürchten sie die anstehenden Auseinandersetzungen mit ihren Partnern? Wie bereits weiter oben beschrieben, nun noch einmal ein Blick auf den Krankheitsgewinn in Bezug auf den Widerstand in der Beratung.

Unsere Hypothese ist, dass die *Ambivalenz vor der Therapie* daher rührt, dass es ein gewisses Gleichgewicht gibt zwischen dem Leidensdruck und dem Krankheitsgewinn, das sich nach einiger Zeit herausbildet. Es kann eine Gewöhnung an die entstandene Balance entstehen oder der Krankheitsgewinn kann überwiegen. Wir haben weiter oben beschrieben, dass der Krankheitsgewinn durchaus erheblich sein kann, wenn Beziehungen einen individuellen, neurotischen Konflikt zweier Personen sozusagen in einen Paarkonflikt umwandelt.

Das würde heißen, dass diese Entlastung vor der Verantwortung gegenüber dem individuellen Konflikt durch seine Inszenierung als Paarkonflikt nicht aufgegeben werden will. Denn diese Verlagerung des Konflikts auf die Paarebene bietet eben Vorteile, auch im Hinblick auf das Vertrautheitsgefühl; dieses heimelige Gefühl, sich im Konflikt mit dem Partner »wie zu Hause zu fühlen«.

Diese Behauptung klingt etwas gruselig: Man fühlt sich wie zu Hause als Kind, wenn man als Erwachsener die verinnerlichten Konflikte wieder auf der Bühne der Aktualität reinszeniert. Etwa wie jemand, der sein heutiges Arbeitszimmer genauso chaotisch hält wie sein früheres Kinderzimmer.

Als ein Beispiel kennen wir diese Vertrautheit mit früheren Zuständen z. B. beim Essen: Selbst wenn jemand sich die besten Restaurantbesuche leisten kann, so wird ihn ein einfaches Mahl, das es zu Hause zu bestimmten Anlässen gab, weitaus mehr erfreuen als ein Menü vom Sternekoch. Ebenso reagieren wir auf Gerüche, die uns an zu Hause erinnern (z. B. eine bestimmte Seife, die früher im Badezimmer duftete), mit einem Gefühl, das kein teures Parfum vermitteln kann.

So lässt sich viel besser die zögerliche Haltung verstehen, die ein Ehepaar empfindet, wenn es sich vornimmt, die *vertraute Struktur* der Paarbeziehung (sowohl im Hier-und-Jetzt als auch im Dort-und-Damals) durch eine Intervention von außen, in diesem Fall einer Eheberatung oder Paartherapie, völlig umzukrempeln.

Daher geht es letztendlich um die Frage des Gleichgewichts zwischen den beiden genannten Zuständen (Krankheitsgewinn und Leidensdruck): Je nachdem, welche Seite überwiegt, wird man sich entweder weiterhin mit dem Leid als Preis für die Vertrautheit zurechtfinden müssen, oder der Leidensdruck ist unerträglich und verstärkt den Wunsch nach Veränderung. Man kann es durchaus vergleichen mit Zahnschmerzen: Sind diese Schmerzen stark und fast unerträglich, dann holt man sich einen Termin beim Zahnarzt, lassen die Schmerzen nach, so vergisst man den Zahnarzttermin. Denn warum soll man sich unnötig vom Zahnarzt quälen lassen, wenn man den Schmerz doch besser aushalten kann?

Vergessen wird dabei, dass die Ursache für den Schmerz dadurch nicht beseitigt ist und dieser immer wiederkehren wird, bis man eben doch die Ursache behebt. So wird das Leid unnötig verlängert, wenn therapeutische Maßnahmen verschoben werden. Hinzu kommt, dass nicht nur die eigene Person, sondern die ganze Familie unter einer individuellen Störung leiden kann. Es gibt Familien, in denen das Verhalten aller und das Befinden aller um das Kernsymptom eines Familienmitglieds gruppiert sind. Dies entlastet unter Umständen die ganze Familie oder einzelne Mitglieder, indem die anderen sogar das Leben dieses »Indexpatienten« einschränken oder seine Entwicklung hemmen, um sich nicht anderen familiären Konflikten stellen zu müssen.

Zur Veranschaulichung nun ein Fall:
Bärbel und Juan sind seit 22 Jahren verheiratet. Sie hatten sich in Ecuador kennengelernt, als Bärbel im Rahmen eines Auslandsjahres zu Beginn ihres Studiums als Theologin viele Staaten Südamerikas bereiste, auf der Suche nach der Realität der »Befreiungstheologie«. Sie lernte Juan und seine Familie in einem Dorf in den Anden kennen; diese hatten sie – trotz der bescheidenen Verhältnisse, in denen sie lebten – sehr herzlich aufgenommen. Sie waren entzückt über die Spanischkenntnisse Bärbels und die Festigkeit ihres christlichen Glaubens.

Damals nahm Bärbel weder Anstoß an der Primitivität der Unterkunft noch an der mangelhaften Hygiene; schließlich hatten diese Menschen noch nicht einmal fließendes Wasser. Ihr Leben war zwar einfach, aber die Herzensgüte von Juans Familie kompensierte alle fehlenden Annehmlichkeiten. Sie bildete einen Kontrast zur distanzierten Strenge ihrer eigenen Familie, wo ihre Mutter das Sagen hatte und die drei Kinder abhängig von ihren Leistungen an sich heranließ. Nur durch ihr Theologiestudium erhielt Bärbel einen gewissen Status in der Familie, während sie in der Pubertät als »total verkommen« (Mutters Worte) und »degeneriert« (Vaters Urteil) bezeichnet wurde, weil sie bis tief in die Nacht um die Häuser zog und mit einer Alkoholfahne nach Hause kam.

Juan sah nicht nur sehr gut aus, mit seiner schokoladenen Hautfarbe, seinen langen Haaren und seinem wilden Blick, er war auch sehr sanft und einfühlsam. Als die beiden während einer gemeinsamen Wanderung »über einander herfielen«, stellte Bärbel fest, dass Juan – trotz seiner 22 Lebensjahre – noch überhaupt keine sexuellen Erfahrungen besaß. Er hatte erst Erektionsprobleme, dann einen vorzeitigen Samenerguss. Das fand sie damals absolut »niedlich«.

Ein Höhepunkt anderer Art war die gemeinsame Überquerung der Äquatorlinie. Dort küssten sie sich so lange, bis ihnen schwindelig wurde, und sagten sich gegenseitig zu, niemals auseinanderzugehen. Die geplante restliche Reise durch Peru und Bolivien ließ Bärbel sausen, flog nach Berlin zurück und hatte nur noch eines im Sinn: Ihren Geliebten nach Deutschland zu bringen! Sie beseitigte alle Hindernisse, angefangen von den Bedenken der beiden Familien bis hin zu den behördlichen Hürden. Nach fast einem Jahr war es dann so weit: Juan kam nach Berlin, mit einem Plastikköfferchen, ohne Deutschkenntnisse und mit neunzig Mark in der Tasche.

Die Veränderungen im Wesen Bärbels waren so eklatant, dass ihre Eltern angenehm überrascht waren und den angenommenen Grund der Veränderung, nämlich Juan, als einen Erzengel ansahen, der alles Gute, was in ihrer Tochter verborgen zu sein schien, zum Blühen brachte: Sie puschte ihr Studium voran, ging nebenbei noch jobben, rührte keinen Alkohol mehr an, war voller Elan und Glück.

Juan kam sich – nach einiger Zeit der Glückseligkeit – etwas überflüssig vor. Er hatte nichts zu tun, außer auf die Rückkehr Bärbels von der Uni oder vom Job zu warten. Er fing an, den Haushalt der ganzen Familie im gemeinsamen Reihenhaus zu versorgen: Putzen, kochen, waschen ... Bald wurde er zu einem unverzichtbaren Faktotum der Familie Bärbels.

Man beschloss zu heiraten. Es wurde eine kleine, aber sehr emotionale Feier, mit vielen Tränen der Rührung und des Glücks. Leider wäre es zu teuer gewesen, seine Eltern zur Feier einzufliegen, sodass die blutenden Herzen seiner Mutter und seines Vaters Juan von Anfang an quälten; während der gesamten Ehejahre litt er an Heimweh und vermisste vor allem seinen Vater, dem er sehr nahegestanden hatte.

Langsam traute er sich aber allein heraus, um einzukaufen und kleine Erkundungsfahrten durch die für ihn unheimliche Großstadt zu wagen. Die Menschen, sowohl Verkäuferinnen im Supermarkt wie auch Fremde in den Öffentlichen Verkehrsmitteln, waren geblendet durch sein attraktives Äußeres und seine vornehme Zurückhaltung.

Aber er musste sich auch mit Neidern und Rassisten herumschlagen, die ihn anpöbelten und sein Blut in Wallung brachten. Aus Angst, vielleicht einmal zu toben und die Chance der Einbürgerung zu verspielen, ging er lieber wieder nur in Begleitung seiner Frau aus dem Haus. Bärbel war nicht auf den Mund gefallen und konnte sehr gut austeilen, wenn sie mitbekam, dass Juan schief angesehen wurde.

Wir können die Zuspitzung der Dynamik erahnen: Diese Degradierung eines stolzen »Indigenen« zum Fremdkörper und Diener der deutschen Familie konnte nicht gutgehen. Hinzu kam seine Perspektivlosigkeit in beruflicher Hinsicht (er hatte vorgehabt, Naturheilkunde in Quito zu studieren; die Wirkung von Heilpflanzen aus dem Urwald hatte er durch seinen Vater, der als inoffizieller Heiler im Dorf galt, kennengelernt). Nun summierten sich die Schattenseiten der Migration zu einer kritischen Masse, die das Glück der Eheleute zu vernichten drohte.

In dieser Zeit fand die erste Paartherapie statt. Sie hatte zur Folge, dass die Abhängigkeitsstruktur der Paarbeziehung aufgedeckt und korrigiert wurde: Juan nahm an einem Deutschkurs teil und jobbte bei einem Arzt und Heilpraktiker, mit dem Ziel, Pharmazie zu studieren. Bald wurde er von den Patienten so umschwärmt, dass der Arzt ihm eine Stelle als Arzthelfer anbot und die Ausbildungskosten übernahm. Dadurch, und vielleicht auch durch die positive Vaterübertragung auf den Arzt, blieb er in diesem Job hängen. Der Deutschkurs wurde nicht zu Ende geführt, das Studium nicht begonnen; er verdiente nun genug, auch ohne diese Weiterbildung.

Bärbel – ihrerseits – hatte Angst bekommen vor der beginnenden Autonomie ihres Mannes. Bisher war er ihr ergeben gewesen, nun bewegte er sich selbstständig durch die Stadt, hatte sein eigenes Einkommen, bekam viel Bewunderung und Lob von den Patienten, (insbesondere den Patientinnen) und schien sich von ihr ein wenig zu lösen.

Mehr unbewusst als gewollt fing sie an, seine bisher geduldeten Unzulänglichkeiten zu monieren: Die ungenügenden sprachlichen Konstruktionen im Deutschen (die beiden sprachen weiterhin Spanisch zu Hause) und seine emotionale Überschwänglichkeit, die unzureichende finanzielle Beteiligung an den Lebenshaltungskosten ... plötzlich gab es viel zu bemängeln. Zudem wurde ein Kind geboren und sie konnten sich keine Elternzeit leisten, mussten beide arbeiten und die Versorgung des Kindes den Großeltern überlassen. Beim Besuch von Freunden saß Juan – nach einigem Small Talk – meist allein abseits, weil niemand Spanisch konnte und das Gespräch auf Deutsch lief. Und dies strengte sowohl ihn an als auch die anderen. Kurzum, es begann eine zweite Krisenzeit.

Wir machen hier einen zeitlichen Sprung in die aktuelle Situation: Das Zusammenleben der beiden ist schließlich eskaliert zu einer Streitbeziehung. Wo vorher Liebe im Überfluss war, da herrscht jetzt Hass und Abwertung. Bärbel ist ständig und mit abwechselnder Symptomatik krank: Herzrhythmusstörungen, asthmatische Bronchitis, Verdauungsprobleme, Gelenkschmerzen ... der gesamte Körper ist zu einer Plage geworden! Sie hat zugenommen und ist in ständiger Auseinandersetzung mit der Umwelt. Alle sind »schlecht«: die Ärzte, die Eltern, das Kind und ganz besonders der Ehemann Juan. Sie legt sich mit allen an, die ihr nicht recht geben wollen und nicht ihrer Meinung sind.

Juan ist nur noch ein Schatten seiner selbst: Mager und depressiv klammert er sich an seine Tochter, die ihm die entzogene Liebe der Mutter ersetzen soll. Diese ist aber selbst in pubertären Problemen, die die Eltern überfordern: Ihre Drogenprobleme und aggressiven Wutausbruch sind eine große Belastung für die Eltern. Eine Heimunterbringung wurde schon erwogen und auch die Scheidung der Eltern drohte.

Aber die beiden Eheleute können nicht voneinander lassen; auf den Streit folgen die Versöhnung und der verzweifelte Versuch, immer wieder die verlorene Liebe zu erwecken. Das gelingt zeitweilig, aber das kleinste Missverständnis genügt, um den grausamen Streit aufzuwecken, wie ein Monster, das sich nicht töten lässt.

Schauen wir nun auf das Gleichgewicht zwischen Leidensdruck und Krankheitsgewinn, denn die Frage ist doch, warum sich dieses Paar in der nun viel belastenderen Situation keine Hilfe holt.

Während das Leid offen da zu liegen scheint, liegt der Krankheitsgewinn nicht so klar vor Augen. Doch durch ihre Psychosomatik bindet Bärbel ihren Mann an sich; er kann sie nun scheinbar nicht verlassen, wo es ihr doch so schlecht geht und nach all dem Guten, was sie für ihn getan hat. Da er selbst immer noch sozial isoliert ist (die Sympathien der Patienten können ihm keine Partnerschaft und eigene Freundschaften ersetzen), kann er sich ein Leben allein nicht vorstellen.

Es entsteht ein regelrechter Ehekrieg. Das Fatale daran ist, dass es jetzt eben dieser Krieg ist, der die Familie zusammenhält! Somit bietet er einen immensen Krankheitsgewinn. Ohne einen Auftrag oder zumindest den Wunsch des Paares, etwas zu ändern, wird keine Hilfe greifen können, egal ob von Familie, Freunden oder Paartherapie.

Nur wenn die Kriegsparteien bereit sind, einen Frieden zu versuchen und Bedingungen hierzu miteinander auszuhandeln, ist Veränderung möglich Dies ist vergleichbar mit der UNO: Kein Einschreiten möglich, jeder Versuch ist eine unzulässige Einmischung in die »Angelegenheiten zweier souveräner Staaten«.

Ein weiteres Phänomen des Widerstandes zeigt sich selbst bei laufenden Therapien: Viele Eheberater klagen in der Supervision, ihre Klienten würden die Therapie sabotieren: Die Termine werden nicht regelmäßig eingehalten oder sie melden sich einfach nicht mehr und brechen dadurch die Therapie ab. Auch das lässt sich nur verstehen, indem man das veränderte Gleichgewicht in Betracht zieht.

Denn einige Therapiesitzungen können durchaus dem Paar dazu verhelfen, eine vorübergehende Verbesserung zu finden, mit der sie meinen, leben zu können. Es ist dann schwer, ihnen klarzumachen, dass die Behandlung trotzdem weitergeführt werden muss, auch wenn die Symptomatik nachlässt. Denn das Nachlassen der Symptomatik bedeutet noch lange nicht, dass die Ursachen des Leidens beseitigt sind.

Daher ist es frustrierend für Fachleute, wenn der Widerstand gegen die Beratung bei den Paaren die Oberhand gewinnt. Denn es ist eher schädlich für die Beziehung, wenn eine Erkenntnis abgewehrt wird, die für die Heilung zweier Individuen notwendig wäre. Der Abbruch kann manchmal mehr Schaden anrichten, als wenn man den Prozess gar nicht angefangen hätte. Denn nun besteht die Gefahr, dass das Wissen übereinander aus den Therapiestunden, ohne den Schutz des Beraters, gegeneinander verwendet wird wie Munition: »Dies und das sagst du jetzt nur, weil du Probleme mit deiner Mutter hattest!«, ruft sie ihm zu, und er kontert: »Nonsens! Kommt zuerst mal klar mit deinem Vaterproblem!«

Diese gegeneinander gerichtete Aggression entstammt wiederum dem Widerstand gegen die Erkenntnis der Selbstbeteiligung am Konflikt. Letztlich wird die eigene, als Versagen empfundene Schuld mit allen Mitteln abgewehrt. Es ist entlastend, den »schwarzen Peter« dem Partner zuzuschieben. So wird der Konflikt im Prinzip nur in anderer Form weiter verdrängt und die Gelegenheit einer Heilung eigener neurotischer Anteile verpasst.

Fazit

Wenn ein Paar die Chancen erkennt, die eine Beziehungsarbeit sowohl für die eigene Entwicklung als auch für die Verbesserung der Beziehungsfähigkeit insgesamt bietet, so kann die Paarberatung und -Therapie eine wertvolle Hilfe zum Erreichen dieser Ziele sein. Die gemeinsame Weiterentwicklung, oder wie Jürg Willi sie nannte, die Co-Evolution, ist keine unrealistische Vision, selbst da, wo die ursprüngliche Liebe nicht mehr wahrnehmbar ist. Diese Liebe ist wie eine Sonne, die hinter den Wolken weiter existiert und neu erscheint, wenn die Wolken sich verzogen haben.

Das ABC der Eheberatung beginnt mit dem Entschluss eines Paares, sich gemeinsam gegen die anstehenden Schwierigkeiten im Zusammenleben zu solidarisieren und die Lösung nicht aus den Augen zu verlieren, aus der Gewissheit heraus, dass ihre Partnerwahl nach so vielen Jahren kein Fehler gewesen sein kann. Dieser Zuversicht entstammt letztlich der Impuls, sich zur Eheberatung anzumelden. Insofern deutet dieser Schritt schon auf das Vorhandensein von Ressourcen beim Anmeldenden.

Der Paarberatung und -Therapie stehen viele Techniken zur Verfügung, je nach Tiefe der Störungsursachen. Allerdings müssen wir realistischerweise auch die Grenzen der Bemühungen um Erhalt der Partnerschaft anerkennen und bereit sein, auch eine Trennung mutig anzugehen, um das Seelenheil und das Wohl der im Konflikt verwickelten Menschen zu schützen.

Im zweiten Band des beraterischen ABC werden wir uns mit der praktisch anwendbaren Technik der Beratung und Therapie von Beziehungen befassen. Wir stellen dann unsere Modelle vor, die von uns in unserer bald 30-jährigen Praxis entwickelt wurden und die sich bewährt haben. Sie beruhen auf der in diesem ersten Band dargestellten theoretischen Grundlage.

Es lässt sich jetzt schon sagen, dass die Voraussetzungen für das Gelingen einer Beratung oder Therapie im Wesentlichen bei folgenden Faktoren liegen (Reihenfolge ohne Gewichtung):

- Die Bereitschaft eines Paares aktiv und kontinuierlich mitzuarbeiten
- Die vorhandenen Ressourcen, individuell und als Paar
- Die Bereitschaft, auf Machtkämpfe und Abwertungen zu verzichten
- Das Ausmaß und die Dauer der Störungen in der Beziehung
- Formen und Ausmaß der individuellen Störungen
- Der Grad der Chronifizierung neurotischer Muster in der Beziehung
- Demographische Faktoren und soziales Umfeld
- Eine konstruktive Beziehung zwischen Klienten und Beratern
- Persönliche Reife, Resilienz und anderes mehr.

Schlusswort

Manchmal sind es unerwartete Ereignisse, die manch eine Paarbeziehung noch einmal aufblühen lassen, obwohl sie vorher verwelkt zu sein schien. Eine Schwangerschaft, ein neuer Arbeitsplatz, eine Erbschaft oder sogar eine schwere Krankheit können neue Hoffnungen entfachen, die, wenn sie genutzt werden, der Liebe neue Nahrung geben. Die Liebe hat eben ihre eigenen Schutzengel.

Auch am Ende eines langen, gemeinsamen Weges lassen sich bei einer unvermeidlichen Trennung und Scheidung unnötige, destruktive Racheakte vermeiden, wenn die Gegnerschaft zugunsten der gemeinsamen Analyse der Ursachen des Scheiterns oder zumindest der konstruktiven Trennung einer Beziehung aufgegeben wird. Dabei können auch eigene Unzulänglichkeiten, wenn es die Klienten wünschen, zumindest erkannt werden. In einer neuen Beziehung kann so die Entwicklung des Selbst und der Beziehungsfähigkeit fortgeführt werden. Diese Entwicklung findet nämlich immer in Beziehungen statt.

Quellen und Zitate

Buch Seite 78: S. Freud (1914), Erinnern,
Wiederholen und Durcharbeiten
Ges. Werke Bd. X (S. 126 –136)

Buch Seite 92: »Freuds Konstrukt psychischer Instanzen«
S. Freud (1944) Ges. Werke Bd. XV, S. 68 –82

Buch Seite 95: 4.5.»Die Topik von Es, Ich und Überich«
S. Freud (1939) Die Traumdeutung S. 93 ff

Buch Seite 98: »Köper-Ich« (Absatz 3)
Paul Federn in: E. Rodinera u. a.:
Wörterbuch der Psychoanalyse, S. 236-268

Buch Seite 100: Primär und Sekundärvorgang
S. Freud (1939): Die Traumdeutung Kap VII

Buch Seite 117: »Ödipuskonflikt«
S. Freud (1924) Der Untergang des
Ödipuskomplexes in Totem und Tabu

Buch Seite 121 (letzter Absatz): Wilhelm Fließ
S. Freud: Briefe an Wilhelm Fließ, 1887-1904
Fischer Verlag 1986

Buch Seite 123: »Widerstand«
S. Freud: Zur Psychologie der Traumvorgänge,
Ges. Werke Bd. II/III S. 521

Über die Autoren

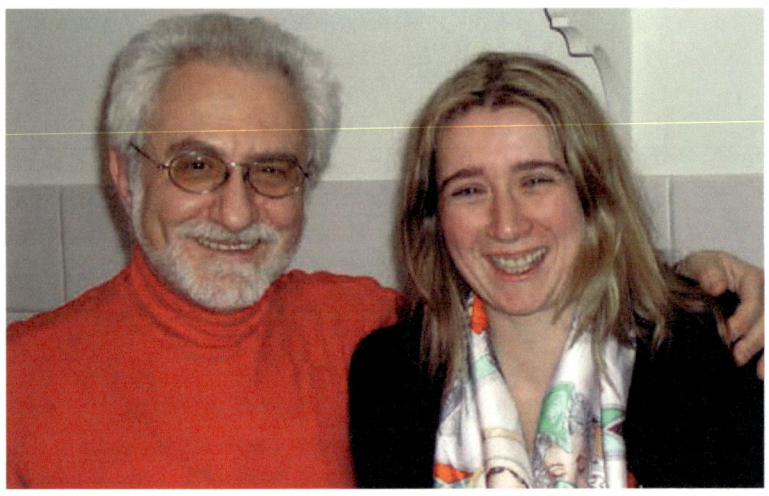

Sabine Schäfer, geboren 1966 in Berlin. Diplom-Sozialarbeiterin, systemische Familientherapeutin, Mediatorin. Paar-Kommunikationstrainerin (EPL, KEK, KomKom, APL) und *kess*-erziehen-Referentin, Ausbilderin und Supervisorin sowie freie Dozentin für soziale Einrichtungen, Kindergärten und Fachschulen. **Kontakt: sabinemariaschaefer@web.de**

Edouard Marry, geboren 1945 in Ägypten. Dipl.-Psych., seit 1973 freiberuflicher Psych. Psychotherapeut, leitete 38 Jahre lang die Ehe-, Familien- und Lebensberatungsstelle des Caritasverbandes Berlin. Mentor und Supervisor (Kath. Bundesarbeitsgemeinschaft für Beratung). Ausbilder des Muslimischen Seelsorgetelefons und bei der Telefonseelsorge Berlin. Vorsitzender der Offenen Tür Berlin.
Kontakt: edouardmarry@web.de

Homepage: www.eheberatung-berlin.com